こういうことだったのか!!

CHDF

Eureka! The Essence of CHDF

小尾口邦彦 著
京都府立医科大学
麻酔科学教室・集中治療部

中外医学社

はじめに

多くの急性期病院においてCHDFはすでに日常の風景なのではないでしょうか．CHDF以外に「CHD」もあれば「CHF」もあり，総称としては「CRRT」と書くことが適切なのですが，日本においてCHDFが“ICUにおける血液浄化”の代名詞となった感があります．

世界においては，必ずしもCHDFはメジャーではなく，多くの国においてCHFが主に使われると聞くと驚く読者は多いのではないでしょうか．CHDFを主に使うのは日本とオーストラリアだけと聞いたことがありますが，オーストラリアに友人がいないので本当かどうかわかりません．本書を読み終えるころには，各国でCHFが主に使われる背景も理解できているはずです（筆者の希望）．

少し脱線をして……，トヨタ自動車が開発したプリウスに代表されるハイブリッド車はガソリンエンジンと電気モーターを持ち，それらが精密に制御されています．ガソリンエンジンと電気モーターを組み合わせて動かすことは非常に難しく，初代プリウスの開発当初，車の走行テストをしようにもエンジンがまともに始動すらしなかったとの逸話があります．

読者が車を一から開発するという立場になったとして，いきなりハイブリッド車を作りはしないですよね．ガソリンエンジンの開発をするか，電気モーターの開発をするのか，まずはそこから始めるはずです．CHDF（continuous hemodiafiltration：持続的血液ろ過透析）は文字通り透析原理とろ過原理の両方を持つ方法です．透析原理とろ過原理のハイブリッドをいきなり理解するのは難しいにきまっています．まずは，透析原理，ろ過原理のそれぞれをしっかり理解しなければなりません．そして両方をきちんと理解できれば，CHDFの理解はそれほど難しくありません．

本書の読了後，読者が「いきなりCHDFから理解しようとするから難しいんだよ」と周囲に語ることを期待します．

2018年2月

小尾口 邦彦

目次

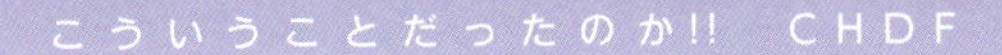

CHAPTER 01

用語・略語の整理

腎機能が低下した患者に行われる通常の血液浄化をRRT（renal replacement therapy：腎代替療法）と呼びます．まさに腎臓の代わりです．

慢性透析患者は1回につき4時間程度，週3回の，“透析”をうけます．病院内ではHDと呼ぶことが多いのではないでしょう．HDは血液透析hemodialysisの略です．一部の病院ではHDF（hemodiafiltration：血液ろ過透析）が行われます．こういった間欠的に行われる血液浄化を，IRRT（intermittent renal replacement therapy：間欠的腎代替療法）と呼びます．透析という言葉はビミョーで，血液浄化の総称として使われることもあります．本書においては，慢性透析患者が週3回うける血液浄化をHDと呼び説明します．

持続的に行われる血液浄化を総称として，CRRT（continuous renal replacement therapy：持続的腎代替療法）と呼びます．日本の多くの施設において，CRRT＝CHDFではないでしょうか．本書において，CRRTという言葉は多数でてきます．ぜひ覚えてください．

> CHD（continuous hemodialysis：持続的血液透析）
> CHF（continuous hemofiltration：持続的血液ろ過）
> CHDF（continuous hemodiafiltration：持続的血液ろ過透析）

の3種類のCRRTがあります．

前書きにおいて触れましたが，日本においてCRRTの中でもっともポピュラーであるCHDFは，CRRTの中でその仕組みの理解がもっとも難しいモードです．**CHDとCHFの仕組みを理解しなければ，絶対にCHDFの仕組みを理解できません**．いきなりCHDFから入るから難しいのです．

以後，まずはCHDとCHFを理解し，CHDFにつなげていきましょう．

拡散とは？ ろ過とは？ 半透膜とは？

水にしょうゆを垂らすと……

水が入った容器を用意します 図 1a.
しょうゆを垂らしてみましょう 図 1b.
あっという間に全体は同じ濃度になります 図 1c.

なぜ全体が均一濃度になるのか？

分子は熱運動をするため，「広がろう!!」とするからです．まさにこれこそが「拡散」なのです．分子が持つ性質であるので，我々が力を加えなくても勝手に起こります．分子がランダムに運動することにより，結果として閉鎖空間であれば全体が均質な濃度となります．

拡散のイメージは 図 2a のように表現されることが多いのですが，「誤解を招くかも？」です．閉鎖空間においてはランダムに移動するので元の場所にいることもありえます．あくまで全体が均一な濃度となります．も

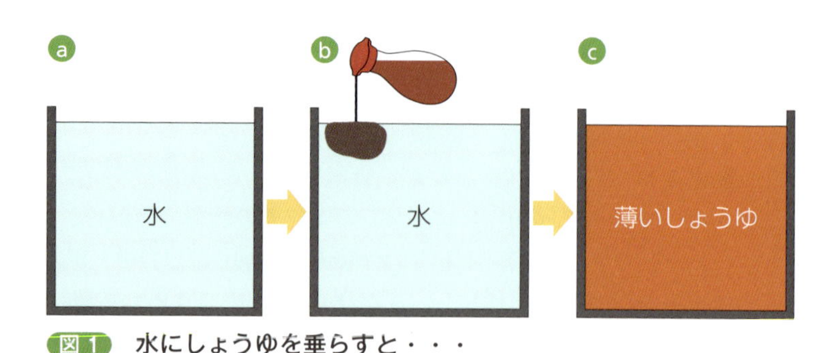

図 1 水にしょうゆを垂らすと・・・

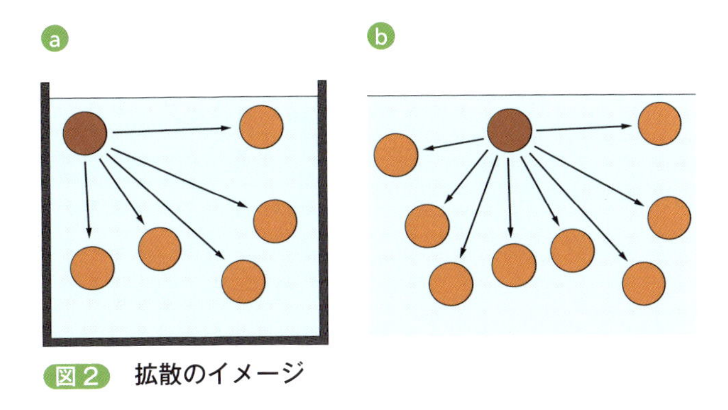

図2 拡散のイメージ

ちろん開放空間であれば話は別です．例えば，川にしょうゆを注げば，しょうゆは広がるばかりです 図2b．

「運動しやすさ」には条件があります．分子量が小さい物質ほど運動が有利であり短時間で全体が均質な濃度となりますが，分子量が大きくなるにつれて物質の移動は限定的となります．

拡散原理の対象となる小分子

拡散原理を適用できるのはあくまで分子量が小さな物質です 表1．本書においては，小分子量物質を小分子と称します．

拡散原理において分子量が小さいほど有利です．拡散原理がよくあてはまるのは分子量500程度までであり，1000をこすとほぼ期待できません．生命維持という観点からは，小分子を血液浄化できればよいです．

表1 代表的な小分子

分子名	分子量
アンモニア	17
Na	22
K	39
尿素（BUN）	60
乳酸	90
クレアチニン	113
尿酸	168
ブドウ糖	180

半透膜とは

非常に単純に表現すれば，「孔を持つ膜＝半透膜」です．半透膜に孔は無数にあります．高分子化学の進歩により，孔の大きさを自由に設定できます．かつては孔の大きさにばらつきがあったのですが，大きさもかなり均質になりました．

半透膜で仕切られた容器にしょうゆを垂らす状況を考えてみましょう 図3a．半透膜の孔はしょうゆを構成する分子より大きいとします．

半透膜がない状況 図1c と同じになります 図3b．しょうゆの構成成分はナトリウムなどの低分子であり，膜などあたかもないかのごとき動きをします．

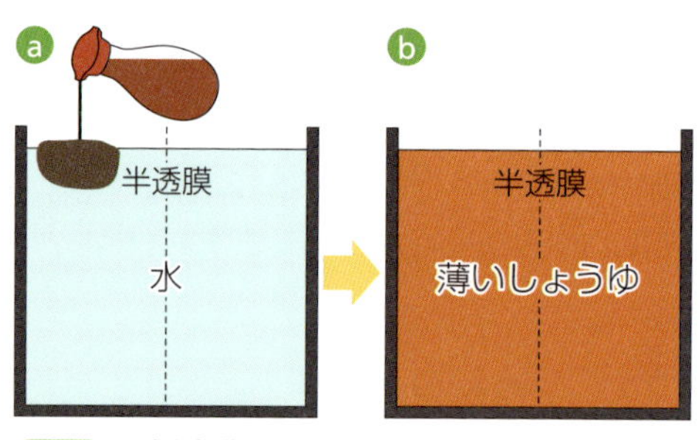

図3 半透膜で仕切られた水にしょうゆを垂らせば……

しょうゆの一部を，半透膜を用いて捨てる方法

しょうゆと水が仕切られた容器を考えます 図4a．仕切りを半透膜に変えるとどうなるか？

図3 と同じ状態になりますよね 図4b．

このしょうゆの実験と血液透析は同じです．血液を薄めて，半透膜を通過し水側に移動した成分（小分

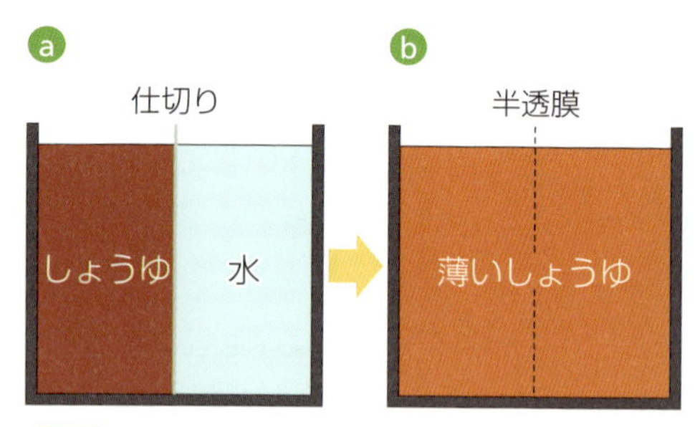

図4 半透膜であれば均一濃度となる

子）を捨てているのです図5.

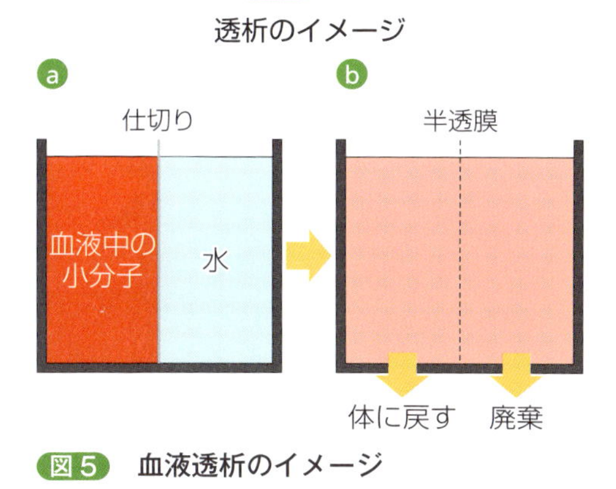

図5 血液透析のイメージ

しょうゆより“重い（分子量が大きい）”物質であれば

分子量が小さい物質の拡散をイメージするために，しょうゆを用いて説明してきました.

分子量が大きい物質の拡散をイメージするために，しょうゆではなく，かんてんに変えます.

図4と同じ実験をしてみましょう図6.

仕切りを半透膜に変えても変化しません図6b.

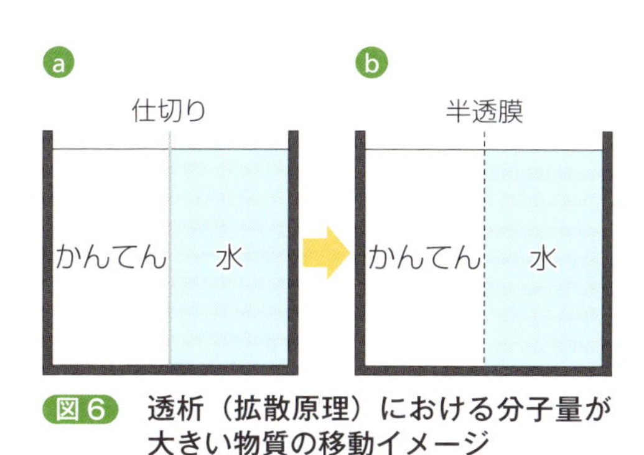

図6 透析（拡散原理）における分子量が大きい物質の移動イメージ

しょうゆでなく，かんてんならどのように「捨てる」??

しょうゆは薄めることにより簡単に捨てることができましたが図4，かんてんに対して“拡散手段”は使えません図6．かんてんが半透膜を通過するためには，当然，圧力が必要になります．圧をかけるためには閉鎖腔である必要があるのでところてん突き図7のスタイルに変更します図8a．かんてんに圧力をかければ容易に半透膜を通過します図8b．これが「ろ過」です．

図8bの時点では，かんてんの一部を捨てたので，容量が減少しています．容量を戻すために，捨てたかんてんに相当する量の水を補充します図8c．

このかんてんの実験＝血液ろ過です．

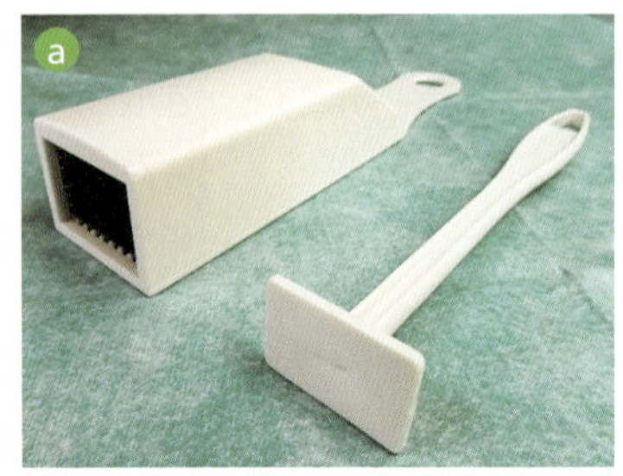

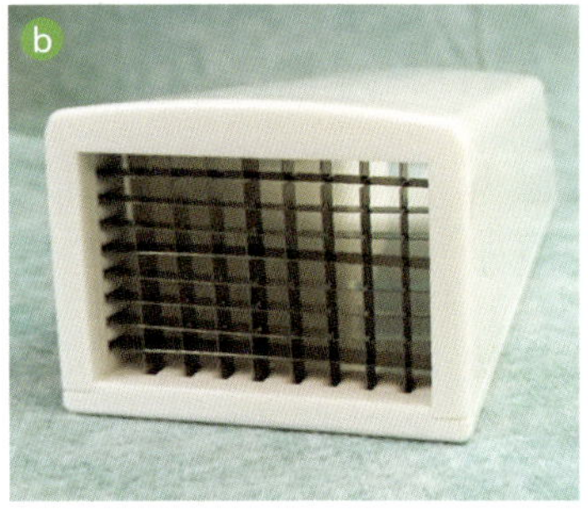

図7　筆者愛用ところてん突き
直方体のかんてんをいれ，押し出すことによりところてんが作られる．ろ過原理を説明するときに使用．

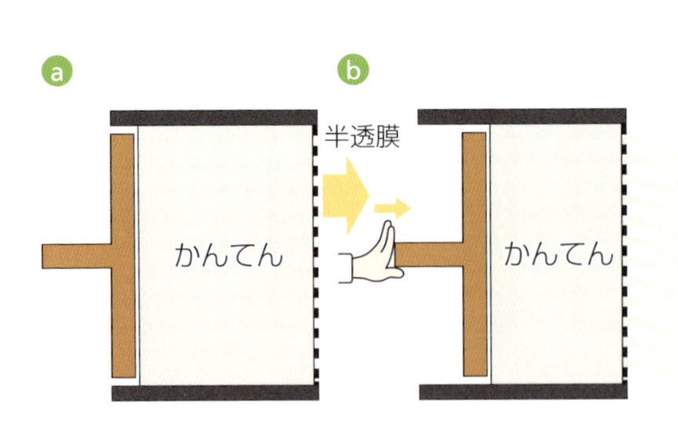

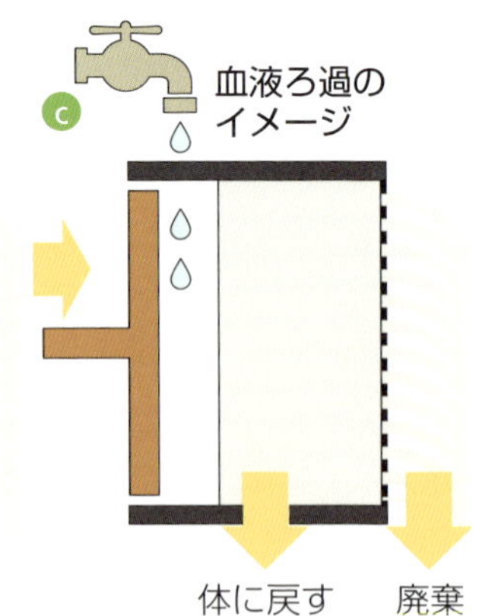

図8　かんてんの捨て方

JCOPY 498-06698

血液浄化・ろ過原理においてターゲットとなる中分子

急性期医療の血液浄化においては，炎症性サイトカインを取り除けるか？ がビッグテーマです（➡ p91）．多くの炎症性サイトカイン 表2 は分子量20000程度以内であり，CRRTにおいて，分子量20000程度までの物質を取り除くことが目標とされてきました．中分子（中分子量物質）の定義は，産業あるいは医学の分野において異なるのですが，血液浄化ワールドにおいては分子量8000～20000程度の物質を中分子と呼びます．高分子化学の発展のおかげで，半透膜の膜孔の大きさを自由に設定できます．CRRT用半透膜の膜孔は，分子量20000程度の物質が通るよう設定されるのが一般的です．IL-6除去までが視野に入ることとなります 表2．吸着原理（➡ p.94）を考えるなら晩期炎症性メディエイターとされるHMGB1や炎症性サイトカインのボスキャラであるTNF-αの除去が視野に入ることとなります．

表2 CRRTにおいて意識される中分子の例

分子名	分子量
IL-8	8400
TNF-α	17000
IL-1β	17300
ミオグロビン	17800
IL-6	20900
HMGB1	30000

本表の中では，IL-8，TNF-α，IL-1β，IL-6が炎症性サイトカインと呼ばれる．TNF-αは分子量17000であるが，3量体であるので実質的には分子量51000である

半透膜通過には2つのパターンがあることを明確に理解する

拡散とろ過では半透膜通過方法が全く異なることが理解されていないことが，CHD・CHF・CHDFの違いがわかりづらい原因の1つであると感じます．半透膜をどのように通過するかを理解すると，拡散とろ過のキャラの違いがみえてきます．

・拡散における半透膜

「プールを仕切る網」といったイメージです．水はイケイケの状態であ

り，網はそこにあるだけで，網への負担はかかっていません（あくまで小分子のふるまいのイメージです）．小分子のみに拡散原理はあてはまります．

拡散のエネルギーをつくるのは膜越しの濃度差です．

・ろ過における半透膜

ところてん突きのイメージです．ろ過の英語は filtration です．「filter（フィルター）を通す」ことがろ過であり，膜に圧力が相当かかります．それがトラブルにもつながります（➡ p.30）．

ろ過のエネルギーをつくるのは圧力，あるいは圧力差です．

ヘモフィルターとは?

前 Chapter で説明したように，拡散原理であろうがろ過原理であろうが血液浄化において半透膜は重要な役割を担います．血液透析において効率よく血液と透析液を接するために半透膜を利用したのがヘモフィルターです 図1．10000 本にも及ぶ中空糸が束ねられています．

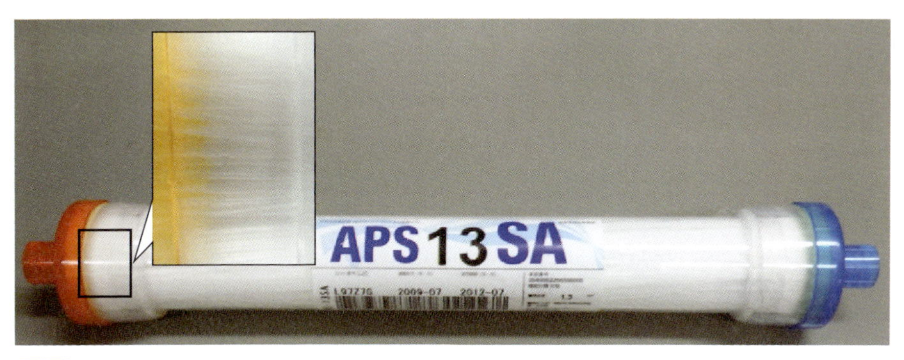

図1 **ヘモフィルター**
非常に細い中空糸を多数束ねて作られる．

中空糸は半透膜でもある

ヘモフィルター内で血液が通る中空糸は表面に無数の孔があいた半透膜でもあります（図2 はイメージ）．中空糸の内径は 200 μm（0.2 mm）程度です（赤血球の直径は 7～8 μm，髪の毛の平均的な直径 0.08 mm）．中空糸が細く本数が多いのは中空糸の表面積を増やすためです．透析（拡散）目的であれば透析液との接触面積が増え，ろ過目的であれば，押し出す孔が増え押し出しやすくなります．1 つのところてん突きより複数のとところてん突きの方が，効率が良いのと同じです．製品によって異なるのですが，中空糸の表面積は0.3～2.1 m^2（3000～21000 cm^2）もあります．2.1 m^2 であれば，1 m×2.1 m であり，1.3畳もあります．ちなみに，膜面積は CH-1.8W ならば 1.8 m^2，AEF0.3 ならば 0.3 m^2 といった具合に商品名からわかります．

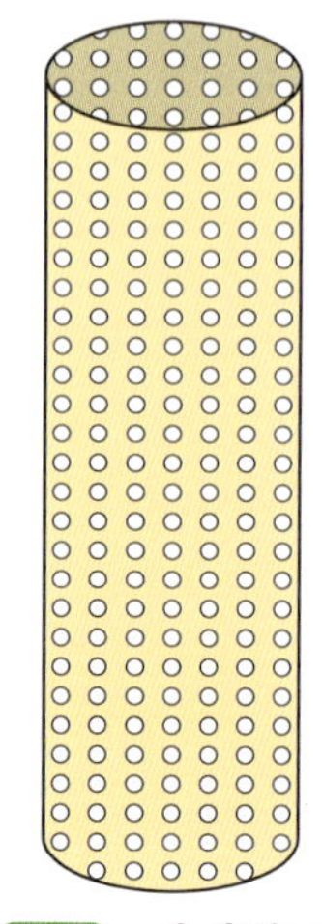

図2 中空糸のイメージ

ヘモフィルターの構造 図3

中空糸を1万本近くも束ねて封入したのがヘモフィルターです．

中空糸を束ねる上下部分はヘッダーと呼ばれます．血液がよどみやすいので血栓ができやすい部分であり，各社ごとに構造に工夫があります．

CRRT の黎明期，患者の動脈から脱血しその動脈圧を駆動圧とした時期がありました．CAVH（continuous arteriovenous hemofiltration）と呼ばれました．現代の CRRT は，血液ポンプを用いて静脈から脱血し，血液ポンプがつくる駆動圧を利用して静脈に返血します．重症患者においてあてにならない動脈圧ではなく血液ポンプを使用することによって，安定的に運転できるようになりました．CAVH 時代の名残で今も患者から脱血した血液がくる部分を動脈側・A 側と呼び赤色プラスチックでカバーされます．返血側は静脈側・V 側と呼び青色プラスチックでカバーされます．血液浄化を扱う者は常識としなければなりません．

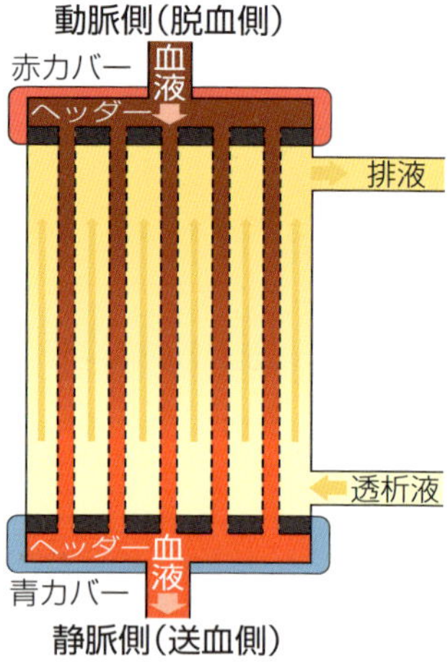

動脈側（脱血側）
赤カバー
血液
ヘッダー
排液
透析液
ヘッダー
血液
青カバー
静脈側（送血側）

図3 ヘモフィルターの構造

PCPS（ECMO）は逆

PCPS（percutaneous cardiopulmonary support：経皮的心肺補助）はほぼ日本のみで使用される呼称であり，欧米で一般的なECMO（extracorporeal membrane oxygenation）と日本においても呼ばれることが増えました．

PCPSにおいては，動脈への送血管が赤，静脈からの脱血管が青となります．器械本体からみると器械に入る側が青，機械から出る側が赤となります．ヘモフィルターとは逆です．

対向流

血液透析において，血液と透析液は逆方向に流すルールがあります．なぜなのか考えてみましょう．

血液に含み透析液に含まれない小分子（BUN，CREなど）の拡散原理による移動を考えます．拡散原理のエネルギーは濃度差です（➡ p.8）．

並流　血液と透析液を同じ方向に流れる 図4a

血液と透析液がヘモフィルターに入った直後は，濃度差が大きいため透析液への移動（拡散）も大きいのですが，ヘモフィルター内を血液が進むにつれて濃度差が小さくなり，移動が急速に減ります．ヘモフィルター途中で濃度差がなくなると，そこから先は拡散原理による移動がなくなります．

対向流　血液と透析液が逆方向に流れる 図4b

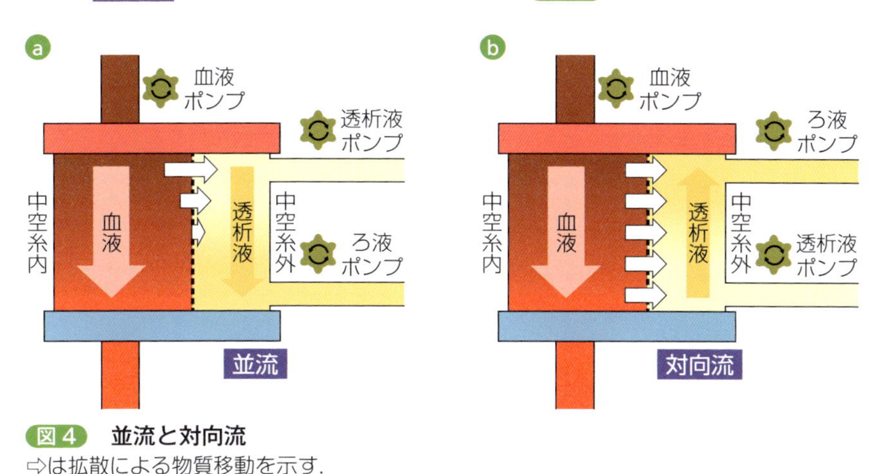

図4　並流と対向流
⇨は拡散による物質移動を示す．

中空糸内の小分子濃度はヘモフィルター内の血液の流れの上流から下流に向かうにつれて減少します.

中空糸外の小分子濃度は，逆方向に流れるので，図 4b の下から上にむけて濃度が上昇します．濃度勾配がヘモフィルター全体を通じて保たれます.「拡散原理のエネルギーは濃度差」ですよね．ヘモフィルターの全長を有効に使って拡散原理による移動が行われます.

ただし，CHD においては HD に比して透析液の使用量が非常に少ないため（➡ p.23），血液-透析液間の濃度勾配の消失が早く，対向流と並流の差はないとされます．それでも，血液浄化業界において血液の流れと透析液の流れを逆にすることは常識・マスト業務となっています.

CHD（除水なし）

continuous hemodialysis: 持続的血液透析

Chapter 2 で説明した，ところてんやしょうゆの話をいよいよ血液浄化に結び付けて考えてみましょう．まずは CHD からです．

血液と透析液を半透膜越しに向かい合わせて「小分子は拡散原理で勝手に広がってねー！！」とするのが HD や CHD です．図 1 のスタイルです．「透析なのになんでろ液ポンプなの？」という疑問がわかないでしょうか．CRRT 初学者を混乱に導くビッグテーマです．

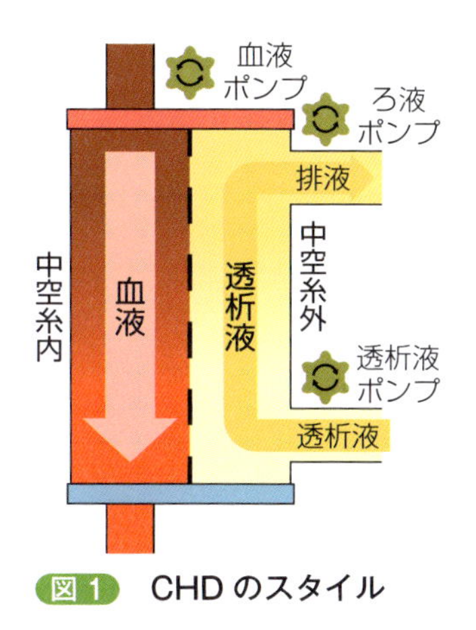

図 1　CHD のスタイル

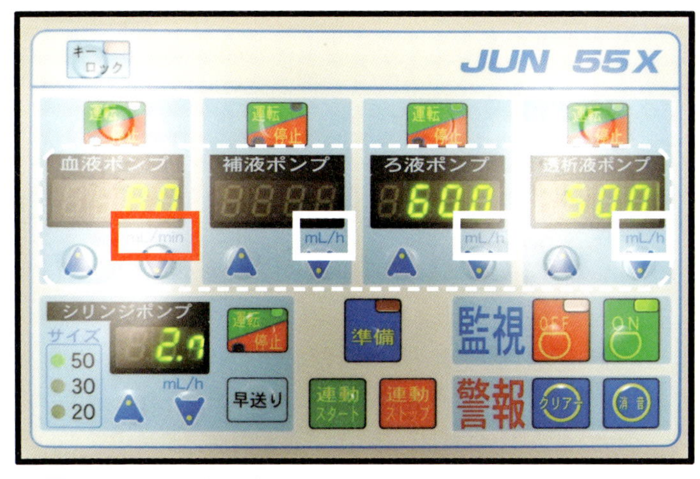

図 2　CRRT パネル表示

旧機種のパネルであるが，シンプルであり，わかりやすいので掲載

CRRT 機器のパネルをみてみましょう 図2.

スイッチだらけでクラクラしますよね．血液浄化のキモとなる設定は破線内部分です．

習うより慣れろ !! です．ゴチャゴチャ言わず，具体的な設定で考えていきましょう．

設定 1

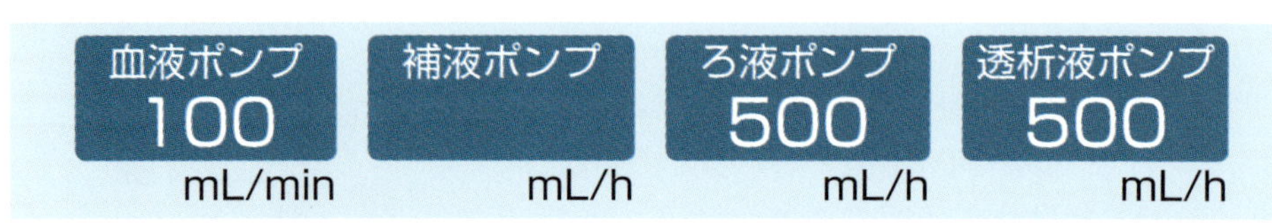

パネルをみた瞬間に CHD の設定であることを見抜けた読者はきっと本書を読む必要はないでしょう．

初学者の理解の妨げになるであろう 2 つの要素が，この設定画面にあります．

> **① 血液ポンプだけ分単位であり，それ以外は時間単位である 図2.**
> **② ろ液ポンプという名称は必ずしも正しくない．**

問題②については，後ほど解説します．

本書においては「ろ液ポンプ」の名称を用いますが，「ろ過ポンプ」と呼ばれる機種もあります．

設定 1 を簡単モデルでイメージしましょう 図3.

血液ポンプだけ単位が違うので，血液をどのように浄化するのかイメージしづらいです．血液ポンプ流量 100 mL/分＝6000 mL/時です．**CRRT 機器のパネルをみるときには，血液ポンプの流量を，時間単位へ変換し統一することが大切です．**

設定 1 においてろ液ポンプと透析液ポンプの設定が同じです．

血液は血液ポンプ 1 つのみで流されるのに，なぜ透析液が流れる経路（筆者は液系と表現）は透析液ポンプとろ液ポンプの 2 つあるのでしょうか？　これは CHF 時には透析液ポンプを使用せず，ろ液ポンプのみを使用することや，CHDF 時にはろ液ポンプ流量＞透析液ポンプ流量と設定することにより「ろ過パワー」を発揮させるためです．これらは以後の

Chapter で説明するので現時点で理解できなくてもかまいません．また，血液がローラーポンプを通過するということは，血液中の赤血球や血小板などの細胞成分へのダメージを伴います．液系を流れるろ液や透析液中に，ダメージを受ける細胞成分は一切ありません．よって，血液系にダメージを与えるポンプは少ないほどよく，1 個しかありません．

設定 1 のように，ろ液ポンプ流量＝透析液ポンプ流量なのであれば，ろ液ポンプがなくても透析液は流れます．ろ液ポンプを省略してしまいましょう 図 4．

かなりシンプルになりました．

血液 6000 mL と透析液 500 mL が半透膜をはさんで接する設定だったのです．

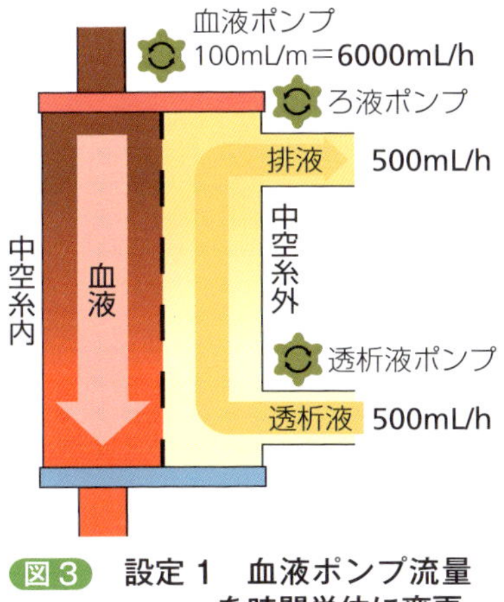

図 3　設定 1　血液ポンプ流量を時間単位に変更

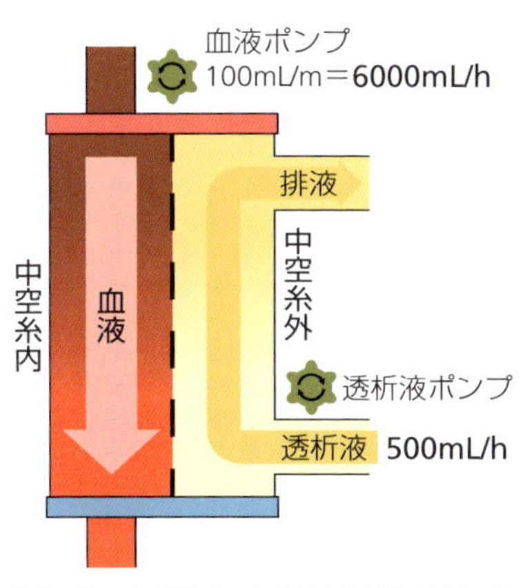

図 4　設定 1　透析液ポンプ流量＝ろ液ポンプ流量なのでろ液ポンプ設定を気にしないこととした

混乱を招く「ろ液ポンプ」という名称

本 Chapter で扱う CHD（除水なし）のメカニズムは 100%拡散原理であり，ろ過原理は全くありません．しかし，ろ液ポンプを作動させることが CRRT 初学者の???を誘います．

CRRT は 1970 年台後半にはじまり，CAVH（continuous arteriovenous hemofiltration）と呼ばれました（➡ p.10）．CAVH は CHF でした．CHF においては，ろ液ポンプが，ろ過原理のために作動します 図 5a)．次 Chapter で解説します．その後 CRRT 機器は先人の苦労により進化し 1990 年台前半ごろから現在のように安定的に運転できるものとなり，CHF のみならず CHD・CHDF モードも使用されるようになりました．

CRRT 機器は CHD・CHF・CHDF のいずれにも対応できますが，ポンプのネーミングは当初の CHF のままであり，CHD（除水なし）において，ろ液ポンプはろ過の役割を果たさないのに「ろ液ポンプ」なのです 図 5b ．

欧米では，ろ液ポンプではなく排液ポンプと呼ぶようです．筆者もこの名前の方が，混乱が少ないと思います．慢性透析患者に対して行われる血液透析（HD）機器において，ろ液ポンプ名称はありません．各社によって構造が少し異なるのですが，トップシェアを持つ日機装社製品においては，除水ポンプ名称です 図 5c ．

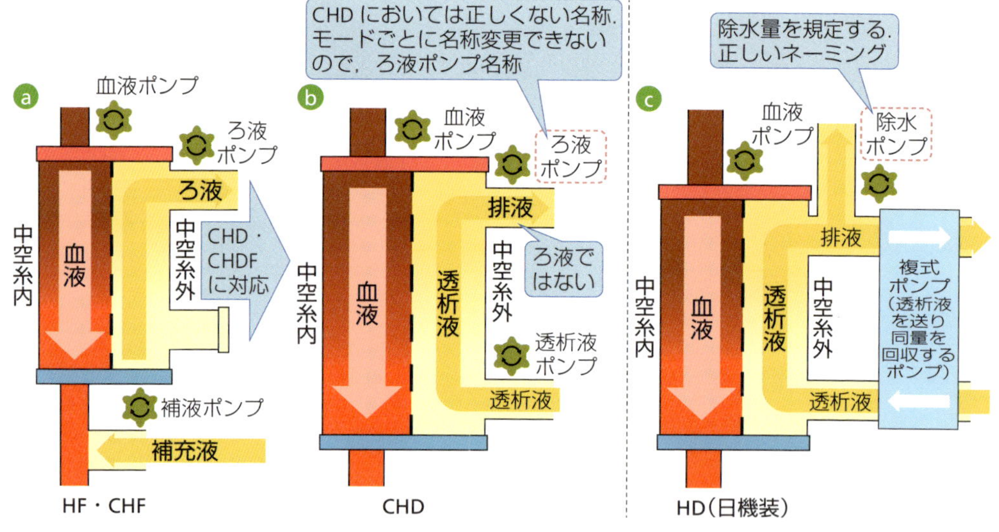

図 5 ろ液ポンプ名称の問題点

混乱を招く「補充液」「透析液」名称

CRRT 回路に注入する液体も「補充液」であったり「透析液」であったりすることも混乱を招きます．

一般的な維持血液透析（HD）は，水道水を高度洗浄し透析粉を混ぜることによって作成する透析液を使用します．CRRT には工場でつくられたバッグ製剤を使用します．例えば筆者施設で使用されるのは「ろ過型人工腎臓用補液　サブラッド®血液ろ過用補充液 BSG（扶桑薬品工業）」です．CHF において補液ポンプにより注入するのであれば，まさに補充液です 図 5a．この製剤を CHD においては透析ポンプを通じてヘモフィルターにいれるので役割としては透析液です．補充液を透析液として代用しているのです．先に述べたように，CRRT から CHF から始まったので，「ろ過型人工腎臓用補液　サブラッド®血液ろ過用補充液 BSG」名称にも CRRT 黎明期の足跡が残っています．

CHD 血液流量 6000 mL/h・透析液流量 500 mL/h は何を意味するのか？

Chapter 2 の半透膜越しにしょうゆと水が接する図を再掲します 図 6．

しょうゆは小分子で構成されるので自由自在に容器内に広がります．

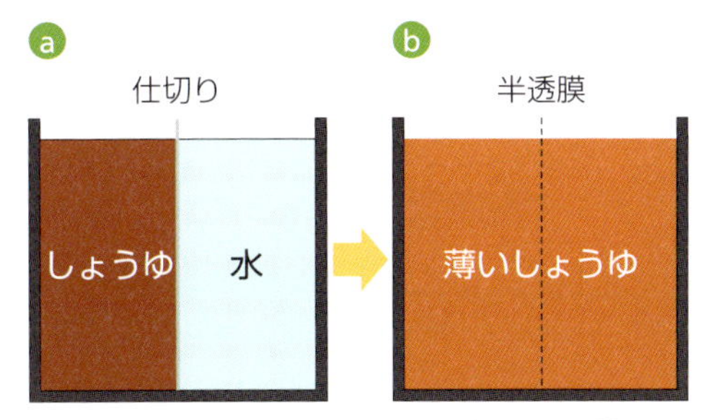

図 6　しょうゆと水が半透膜越しに接すると・・・

透析液に含まれない小分子（例：BUN・CRE など）が CHD 血液ポンプ流量 6000 mL/h・透析液ポンプ流量 500 mL/h によってどのように浄化されるかも同様です 図 7．「なーんだ，こんな簡単なことをしているんだ!!」とイメージできるようになっていただきたいです．BUN・CRE などが「透析液に移動する」は間違いではないのですが「血液と透析液の両方が均一な濃度になる」ととらえることが重

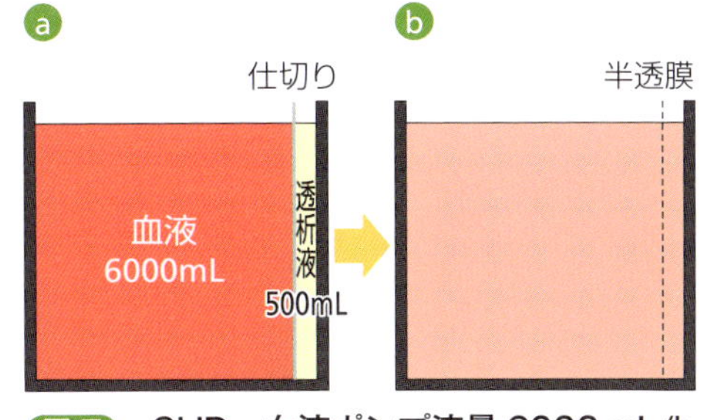

図 7　CHD　血液ポンプ流量 6000 mL/h・透析液ポンプ流量 500 mL/h

要です．

CHD パフォーマンスをシミュレーションしてみよう

設定 1　CHD 血液ポンプ流量 6000 mL/h・透析液ポンプ流量 500 mL/h 図8

通常，血液浄化のクリアランスは分単位で表現するのですが，本書においては時間単位で表現します．

血液 6000 mL 中に取り除きたい小分子（例：BUN・CRE など）と中分子（例：炎症性サイトカイン）がそれぞれ 100 個あるとします．時間あたりで考えます．

小分子　血液 6000 mL と透析液 500 mL を合わせた 6500 mL のスペース全体に拡散します．$100 \times \frac{500}{6500} = 7.7$ 個（7.7%）が透析液中に移動します．小分子に関して 6000 mL×7.7%＝462 mL/h の血液を浄化できたことを意味します．これを**クリアランス**と呼びます．

中分子　中分子は拡散できないので透析液に移動しません．中分子クリアランスは 6000 mL×0%＝0 mL/h です．

練習のために別設定で考えてみましょう．

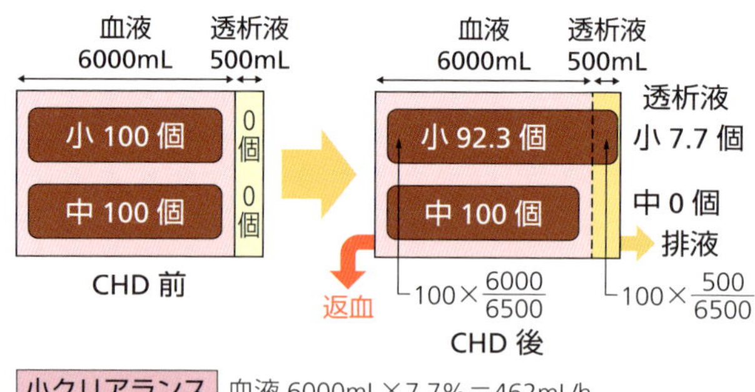

図8　CHD　血液ポンプ流量 6000 mL/h・透析液ポンプ流量 500 mL/h のパフォーマンス

設定２

血液ポンプ
100
mL/min
補液ポンプ
mL/h
ろ液ポンプ
800
mL/h
透析液ポンプ
800
mL/h

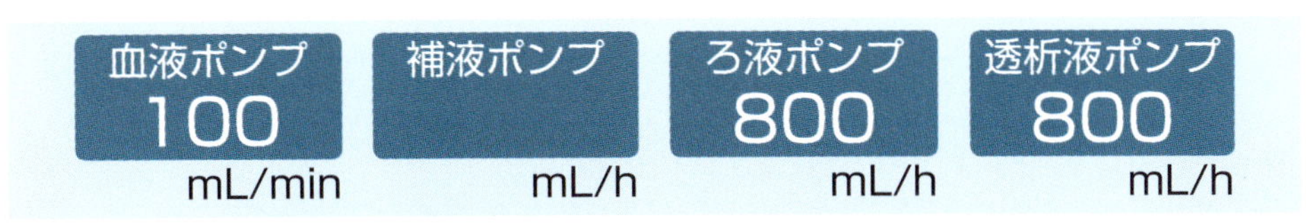

血液ポンプ流量を時間単位に直すのがお約束でしたね．血液ポンプ流量6000 mL/h です．

透析液ポンプ流量とろ液ポンプ流量が同じです．ということは，ろ液ポンプの存在は無視してよいです．図9 をイメージしたいです．ただし，あくまで「小分子のふるまい」に関してです．

設定２のパフォーマンスをシミュレーションしてみましょう 図10．

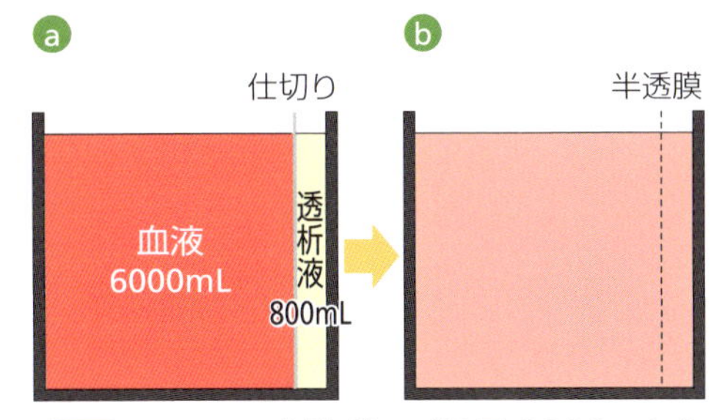

図9 CHD　血液ポンプ流量 6000 mL/h・透析液ポンプ流量 800 mL/h

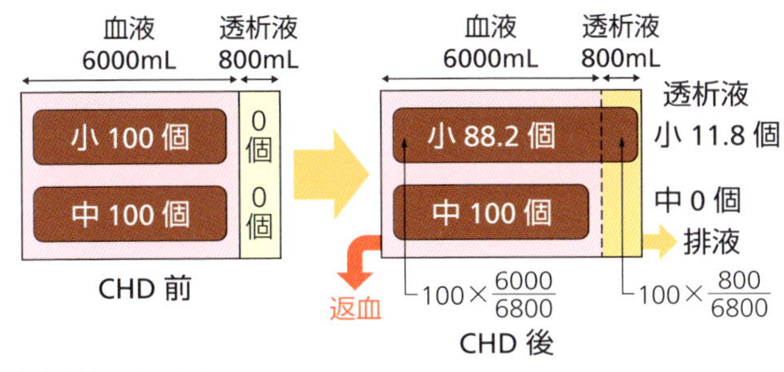

図10 CHD　血液ポンプ流量 6000 mL/h・透析液ポンプ流量 800 mL/h のパフォーマンス

ざっとパフォーマンスをイメージできるようになろう

設定１と２のパフォーマンスをまとめました 表１.

表１　CHD パフォーマンス（透析液ポンプ流量変更）

設定	血液ポンプ流量	透析液ポンプ流量	小クリアランス	中クリアランス
1	100 mL/m (6000 mL/h)	500 mL/h	462 mL/h	0 mL/h
2	100 mL/m (6000 mL/h)	800 mL/h	708 mL/h	0 mL/h

透析液流量に対して，それよりやや低い小クリアランスが得られることがわかります.

なぜ透析液流量よりやや低いパフォーマンスとなるのか考えてみましょう.

汚れた水 6L を，きれいな水 0.5L で「洗う」状況を考えます 図 11.

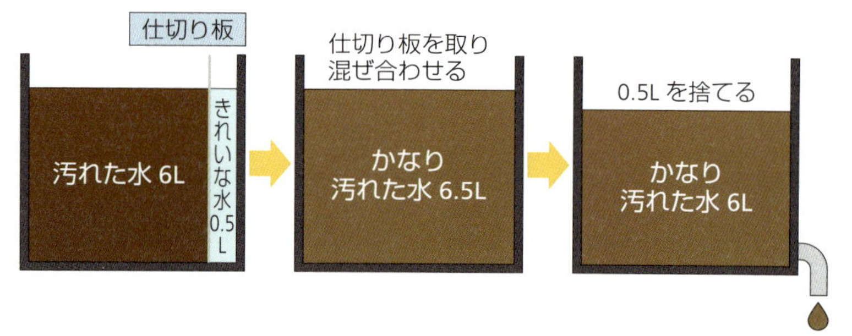

図 11　汚れた水にきれいな水で洗う状況に例えると……

設定１を意識した例えです．汚れた水と，せっかくのきれいな水が一旦混ざり全体に広がり 6.5L になった後，0.5 L 捨てられています．きれいな水の $\frac{0.5}{6.5}\left(\frac{1}{13}\right)$ が無駄となっており，それによって透析液流量よりやや低いパフォーマンスとなります.

ベッドサイドでいちいち設定１・２のようなシミュレーションをする必要はありません.

JCOPY 498-06698

「CHD 透析液流量 500 mL/h か．小分子は 500 mL/h 弱洗われるのだな．中分子は洗われないのだな.」
「CHD 透析液流量 800 mL/h か．小分子は 800 mL/h 弱洗われるのだな．中分子は洗われないのだな.」

この程度，ざっとイメージできれば十分です．

血液流量を変えると……

設定 2 の血液ポンプ流量を 60 mL/m（=3600 mL/h）に変更してみましょう．

設定 3

血液ポンプ
60
mL/min
補液ポンプ
mL/h
ろ液ポンプ
800
mL/h
透析液ポンプ
800
mL/h

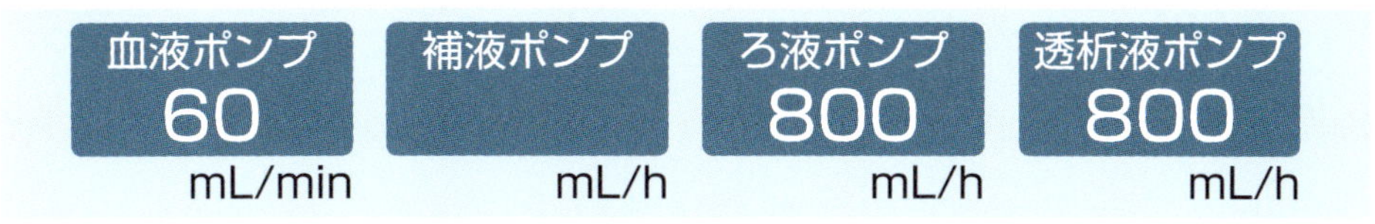

イメージしましょう 図 12．あくまで「小分子のふるまい（例：BUN・CRE など）」に関してです．

設定 3 のパフォーマンスをシミュレーションしてみましょう 図 13．血液の量が変わるので，それに含まれる小分子と中分子の量は 60 個となります．

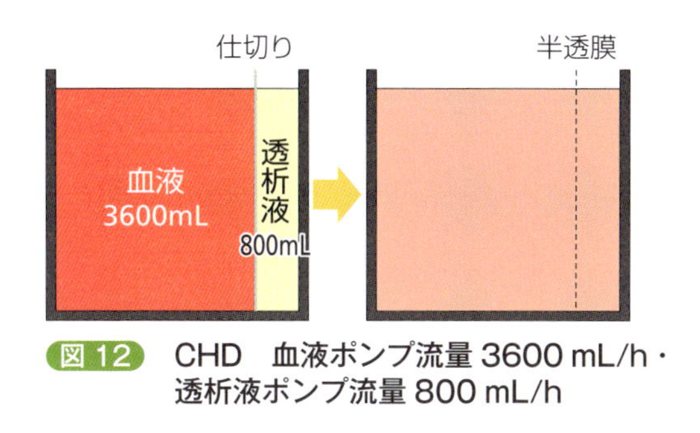

図 12　CHD　血液ポンプ流量 3600 mL/h・透析液ポンプ流量 800 mL/h

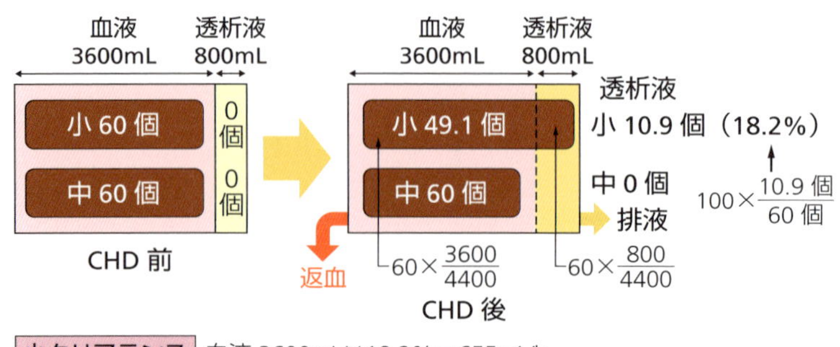

図 13　CHD　血液ポンプ流量 3600 mL/h・透析液ポンプ流量 800 mL/h のパフォーマンス

CHD の血液流量をさげてもあまりパフォーマンスは低下しない

血液流量を変更した設定 2 と 3 を比較してみましょう 表 2.

表 2　CHD パフォーマンス（血液流量変更）

設定	血液ポンプ流量	透析液ポンプ流量	小クリアランス	中クリアランス
2	100 mL/m (6000 mL/h)	800 mL/h	708 mL/h	0 mL/h
3	60 mL/m (3600 mL/h)	800 mL/h	655 mL/h	0 mL/h

血液流量を 4 割も減らしたにも関わらず，小のクリアランス低下はわずか約 9%（708 → 655）です．

なぜなのでしょうか？

汚れた水 6 L をきれいな水 0.8 L（設定 2 を意識），または汚れた水 3.6 L をきれいな水 0.8 L（設定 3 を意識）で「洗う」状況に例えて考えてみましょう 図 14.

たいして結果は変わりません．

6L であろうが 3.6 L であろうが汚れた水を洗うために，きれいな水 0.8L では少なすぎるのです．

主にICUで行われるCHDの限界はここにあります．

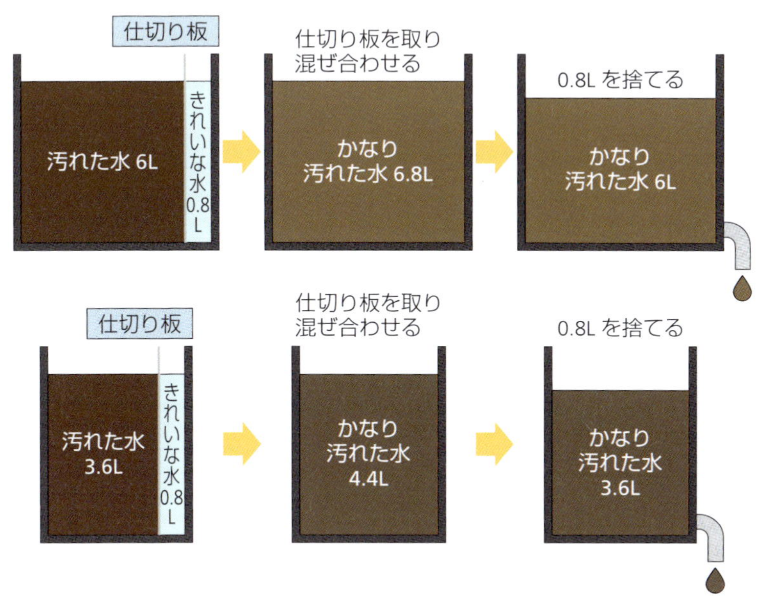

図14 汚れた水の量に違いがあっても，少量の水で洗うとき結果はほぼ同じ

CHDとHD（透析室で行う血液透析）は世界が全く違う

HDの世界観を，同様に汚れた水・きれいな水に例えて表現してみましょう 図15 ．HDの一般的な条件 血液ポンプ流量200 mL/m（12 L/h）・透析液ポンプ流量500 mL/m（30 L/h）を意識した例えです．

図11・14 の例えに比して汚れた水・きれいな水が格段に多いです．特に，きれいな水が汚れた水の数倍あることが効果を発揮します．汚い水をきれいにするためには，きれいな水がたっぷりあることが重要なのです．

小分子除去能力において，HD≫CHDであり，CHDは持続的に行うことにより能力の低さをカバーするのです．

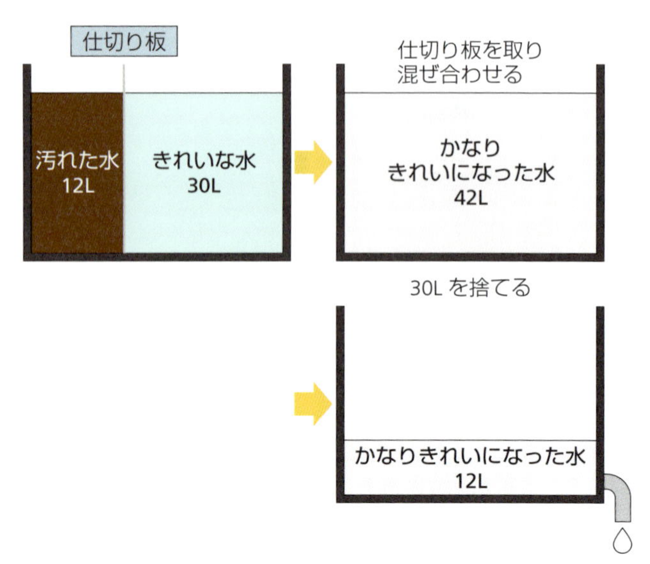

図 15　HD の世界観

HD の流量は CHD よりはるかに多いことに注目してください．HD は動脈と静脈を吻合し形成したシャントを用いることにより血液流量を 200〜300 mL/m も確保します．さらに水道水から作成することによって安価に 30 L/h もの超大量の透析液を使用できることが HD の強みです．

血液流量・透析液流量の両方において，HD は CHD よりはるかに多いのです．

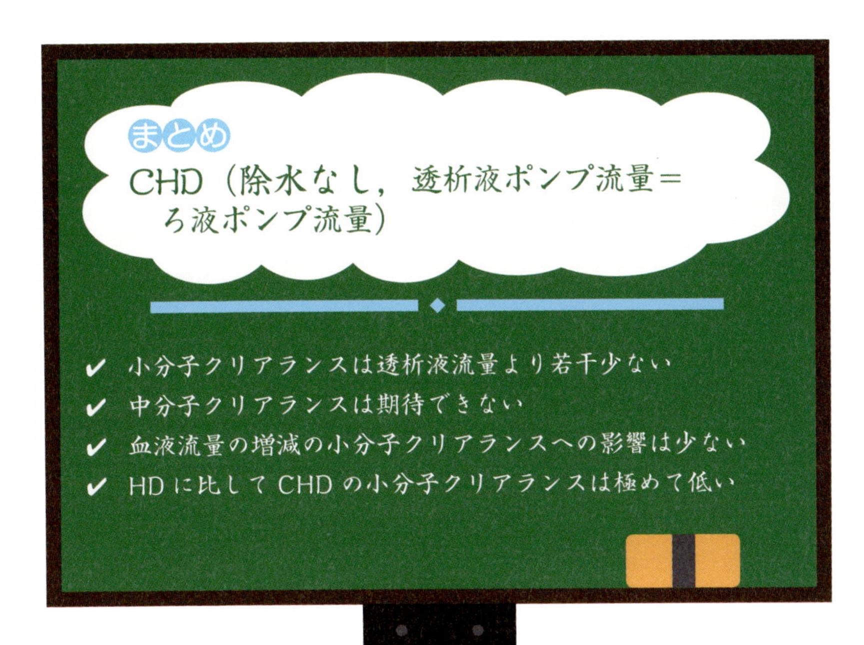
まとめ
CHD（除水なし，透析液ポンプ流量＝
ろ液ポンプ流量）
✔ 小分子クリアランスは透析液流量より若干少ない
✔ 中分子クリアランスは期待できない
✔ 血液流量の増減の小分子クリアランスへの影響は少ない
✔ HD に比して CHD の小分子クリアランスは極めて低い

CHF

continuous hemofiltration: 持続的血液ろ過

CHFのスタイルをみてください 図1.

透析液注入口・透析液ポンプは使用しません．開かない窓を「はめ殺し窓」と呼びますが，「はめ殺し透析液注入口」となります．

ろ過原理をところてん突きで説明しました（➡ p.6）．本Chapterを通じてところてんワールドを理解してください．

CHF設定のパネルをみてみましょう．

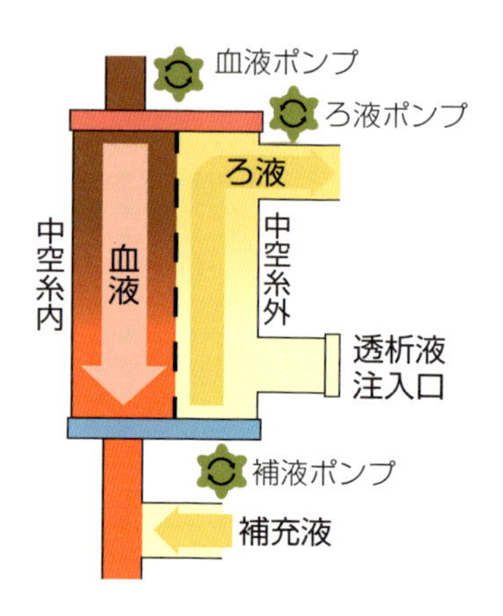

図1 CHFの構成

設定4

血液ポンプ	補液ポンプ	ろ液ポンプ	透析液ポンプ
100	500	500	
mL/min	mL/h	mL/h	mL/h

設定4を簡単モデルでイメージしましょう 図2.

血液ポンプだけ単位が違うので時間単位に変更するのがお約束でしたよね．

さらに血液浄化をシンプルに理解するために重要なお約束があります．

血液浄化のエンジンはあくまでヘモフィルターです．補液ポンプはヘモフィルター外にあります．

よって，補液ポンプ設定を目にいれないこととしましょう 図3.

血液6000 mLから無理矢理，ろ液を500 mLひっぱりだしている風にみえませんか？

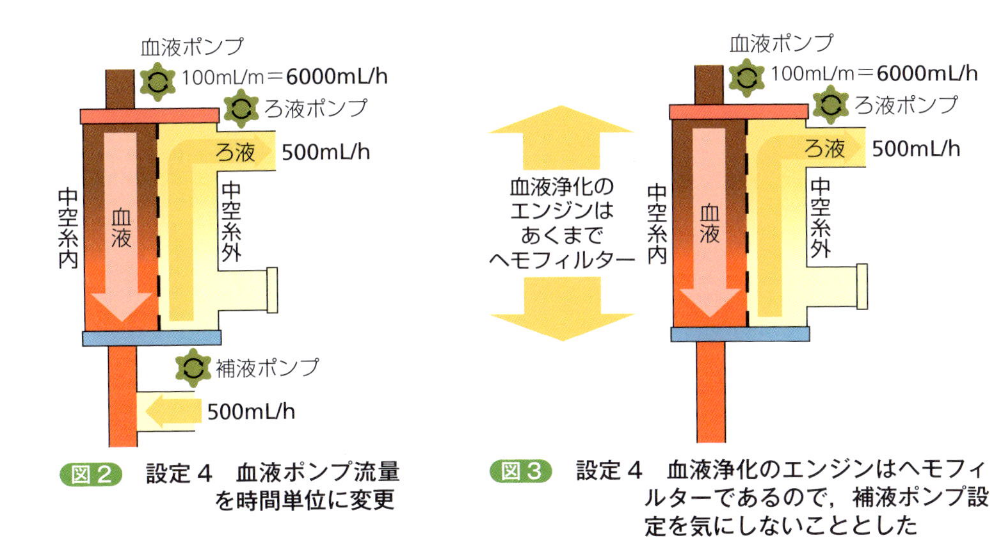

図2　設定４　血液ポンプ流量を時間単位に変更

図3　設定４　血液浄化のエンジンはヘモフィルターであるので，補液ポンプ設定を気にしないこととした

CHF 血液流量 6000 mL/h・ろ液流量 500 mL/h は何を意味するのか？

筆者は，ところてんモデルを用いるとろ過原理が理解しやすいと考えています．Chapter 2で説明した，かんてんを押し出し，ところてんを作る図を再掲します 図4 ．

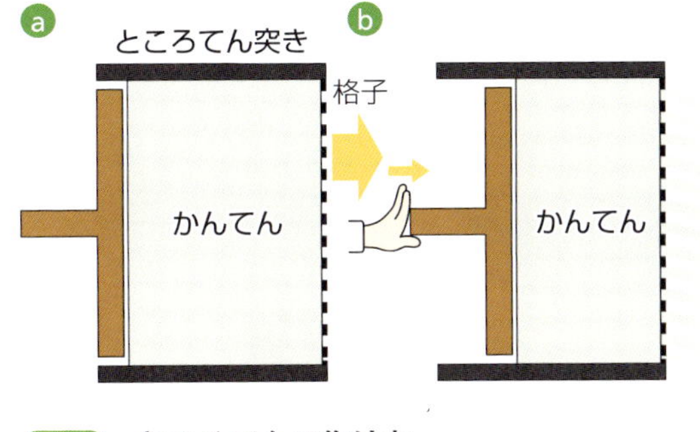

図4　ところてんの作り方

かんてんは均質であるので，しょうゆ（CHD のたとえ）のように軽くて動きやすい小分子が優先的に動くことはありません．均一に押し出されます．ただし，おしゃれなところてんを作ろうと，かんてんにさくらんぼをいれても無駄です．ところてん突きの格子をのりこえられないので，さくらんぼが押し出されることはありません（ 図5 赤丸）．

ところてん突きを用いた例えは，格子にむけて押し出すものですが，現実の CHF においては格子の外から陰圧をかけて引っ張り出すイメージです．

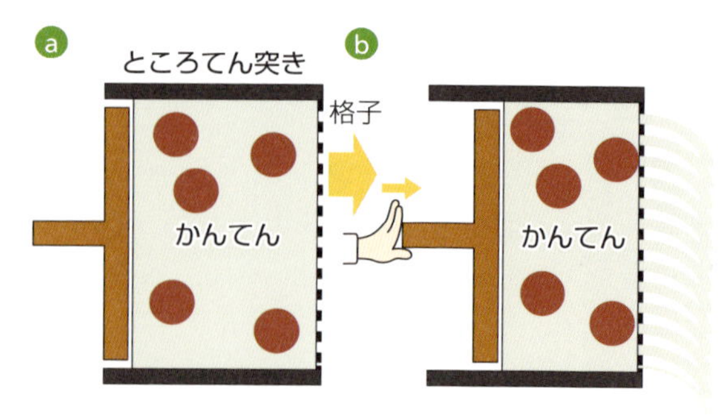

図5 格子の目より大きいものは格子を越えて移動はできない

CHF パフォーマンスをシミュレーションしてみよう

設定4 CHF 血液ポンプ流量 6000 mL/h・ろ液ポンプ流量 500 mL/h 図6

血液 6000 mL 中に小分子 100 個，中分子 100 個あるとします．拡散原理（血液透析）においては，小分子が優先的に移動しました．ろ過原理はところてんです．フィルター（半透膜）の孔を通るものは全て通ります．

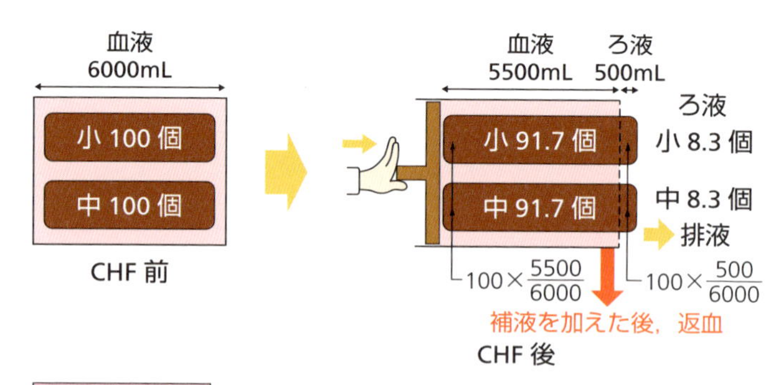

図6 CHF 血液ポンプ流量 6000 mL/h・ろ液ポンプ流量 500 mL/h のパフォーマンス

JCOPY 498-06698

小・中分子 500 mL 押したとき，血液 6000 mL 中の半透膜を通る成分 500 mL が押し出されます．中空糸内の血液は 5500 mL になります．小・中ともに $100\times\frac{500}{6000}=8.3$ 個（8.3%）が透析液中に移動します．小分子と中分子の両者において 6000 mL×8.3%＝498 mL/h の血液を浄化できたことを意味します．これがクリアランスです．

CHF パフォーマンスは計算いらず

クリアランスを計算で出しましたが，実は「計算いらず」です．

設定 4 のろ液ポンプ流量は 500 mL/h です．半透膜を通る成分を 500 mL/h 捨てています．

よってクリアランス 500 mL/h です（シミュレーションで 498 mL/h となっているのは四捨五入などによります）．

単純に考えることが大切です．

理解を深めるために別設定で考えてみましょう．

設定 5

血液ポンプ
100
mL/min
補液ポンプ
800
mL/h
ろ液ポンプ
800
mL/h
透析液ポンプ
mL/h

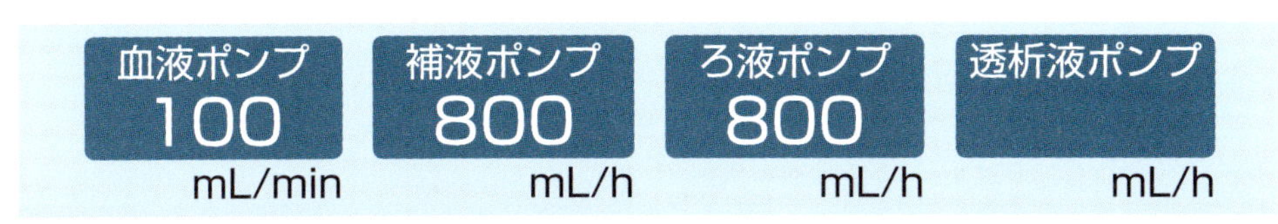

血液ポンプ流量を時間単位に直すのがお約束でしたね．血液流量 6000 mL/h です．

血液浄化のエンジンはあくまでヘモフィルターです．補液ポンプはヘモフィルターの外にあるのでパフォーマンスの評価においては無視します．

設定 5 のパフォーマンスをシミュレーションしてみましょう 図 7．

ただし，くれぐれも CHF のパフォーマンスを計算する必要はありません．

800 mL 押し出して捨てているので，クリアランス 800 mL/h です（シミュレーションで 798 mL/h となっているのは四捨五入によります）．

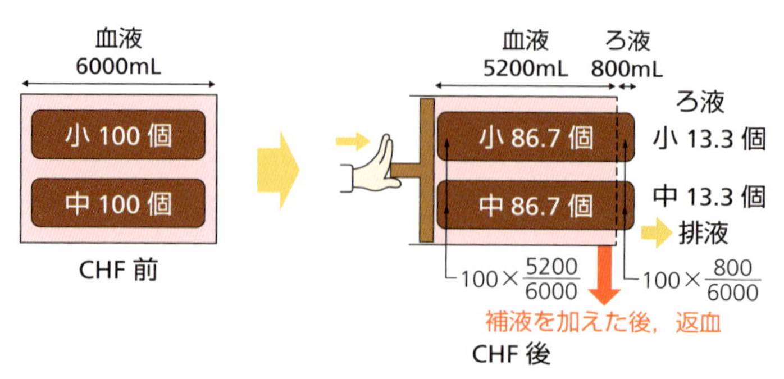

図 7　CHF　血液ポンプ流量 6000 mL/h・ろ液ポンプ流量 800 mL/h のパフォーマンス

ざっとパフォーマンスをイメージできるようになろう

設定 4・5 のパフォーマンスをまとめました 表 1 .

CHF のパフォーマンス理解は簡単ですよね．ろ液流量＝クリアランスです．

表 1　CHF パフォーマンス（ろ液流量変更）

設定	血液ポンプ流量	ろ液ポンプ流量	小クリアランス	中クリアランス
4	100 mL/m (6000 mL/h)	500 mL/h	500 mL/h	500 mL/h
5	100 mL/m (6000 mL/h)	800 mL/h	800 mL/h	800 mL/h

血液流量を変更すると？

研修医と指導医の会話

研修医：重症敗血症患者に CHF モードで血液浄化をしているのですが，回路が頻回に閉塞して困っています．

指導医：CHF の設定はどうなっている?

研修医：血液ポンプ流量 80 mL/m，ろ液ポンプ流量 800 mL/h，補液

JCOPY 498-06698

ポンプ流量 800 mL/h です．サイトカインの吸着を考えて，ヘモフィルターはセプザイリス（➡ p.94）を選択しています．

指導医：血液ポンプ流量 80 mL/m は 4800 mL/h だ．敗血症患者のドロドロな血液 4800 mL からろ液を 800 mL 絞ろうと思ったら大変だと思わないか？

研修医：日本の補充液の使用量の保険上限が 15〜20 L/日と聞きました．そうであれば，補液流量 800 mL/h 程度が上限であり，それにあわせてろ液流量を 800mL/h としました．CHF はろ液流量がそのままクリアランスになると聞いたので，しっかりサイトカインを排出するために下げたくありません．

指導医：800mL/h のろ液流量を確保したいのなら，血液流量は最低でも 100 mL/m，可能であれば 120〜150 mL/m ないと安定的な運転は難しいよ．血液流量が高いほど，回路閉塞しづらくなる（➡ p.89）こともプラスポイントとなる．

研修医：この患者は脱血不良で，血液流量 80 mL/m でもぎりぎりです．

指導医：脱血不良なのであれば，まずは血液浄化カテーテルの深さや折れをチェックしてしっかり脱血できるところ探しだな．

研修医：それはすでにしました．

指導医：物理的な要因を除いても脱血不良なのであれば，血液流量を下げるより仕方ないよね．60 mL/m に下げよう．そして，ヘモフィルターを閉塞しづらい PS 膜でできたエクセルフロー（旭化成メディカル）に変更し，血液流量が少なくてもパフォーマンスへの影響が少ない CHD にしよう．膜孔への負担も少ない．君が期待する炎症性サイトカイン除去はできなくなるけどね．

研修医：なんとか炎症性サイトカイン除去をしたいです．

指導医：あれもこれもは無理だね．

CHD において血液流量を下げると，パフォーマンスがやや低下しました（➡ p.21）．

CHF においては，ろ液流量がパフォーマンスを規定するので血液流量は建前上，パフォーマンスに影響しません．

本物のところてん作りであれば，かんてんは，均一に全部押し出されます．途中で止めることはありません．CHF をところてんに例えて説明してきましたが，ごく一部を押し出すのみです．押し出される（厳密には引っ張り出される）のはあくまで半透膜の孔以下の径の物質であり，赤血球など孔より大きい物質は血液側に残るので血液側が濃縮します．

敗血症病態においては，そもそも血液が過凝固であるケースが多いですが，CHF においてヘモフィルター内で濃縮することとなり回路が閉塞するリスクが高まります．なるべくろ過率（血液流量に占めるろ液流量の割合）が低い方が好ましいこととなります．「ろ液流量を高くするとクリアランスが向上する!!」と考えて無理な設定をし，頻回に回路閉塞を起こし血液浄化が停止すると，結局トータルのパフォーマンスが低下します．

日本のCRRT設定において血液流量を80 mL/m（4800 mL/h）程度に設定する施設が多いと聞きます．ひと昔前は60 mL/mが日本における標準血液流量でした．CHFの運転においては最低100 mL/m程度必要であり，諸外国では150 mL/m程度以上に設定することが多いようです．

建前と本音の違いを知ろう

CHD 血液流量を減らすとややパフォーマンスは低下する

⇒ パフォーマンスは少ししか低下しないので，血液流量を確保できないとき減らす対応をしてもよい．

CHF クリアランスはろ液流量が規定する。血液流量は関係ない

⇒ ろ過をスムーズに進めるには，血液流量を十分に確保することが必要．

まとめ
CHF
✔ 小分子・中分子クリアランス＝ろ液流量
✔ 回路閉塞リスクを減らすために血液流量が重要

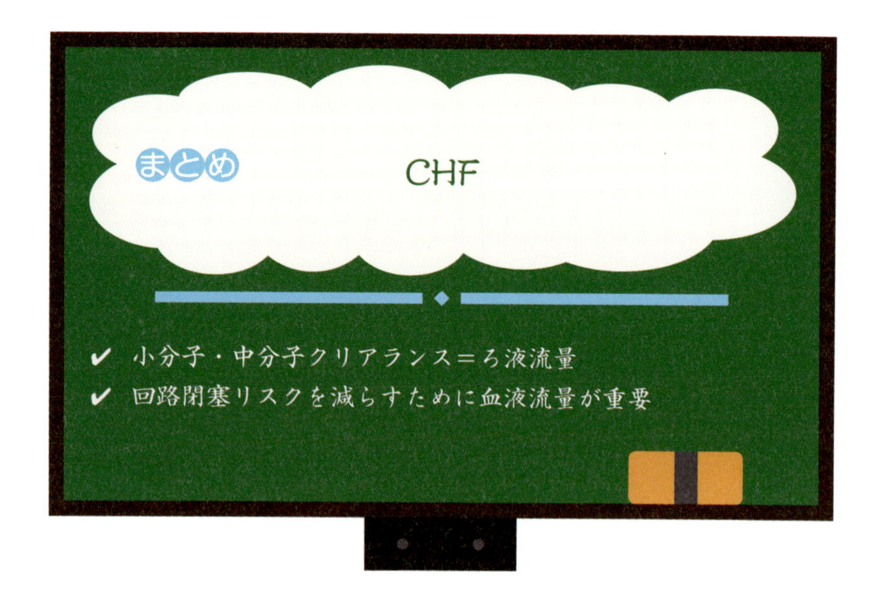

JCOPY 498-06698

CHD (除水あり)

continuous hemodialysis: 持続的血液透析

「CHF は 100% ろ過原理．CHD は基本的に拡散原理だが，設定次第でろ過原理が加わる」と書くと混乱する読者は多いのではないでしょうか？

「CHD は拡散原理だが，設定次第でろ過原理が加わる」を理解するために CHD (除水なし)・CHF の理解が必要であるので，先の 2 つの Chapter にて解説しました．

まずは設定 1 の復習です．

設定 1

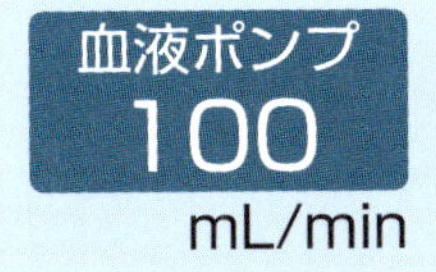

血液ポンプ	補液ポンプ	ろ液ポンプ	透析液ポンプ
100 mL/min	mL/h	500 mL/h	500 mL/h

「血液ポンプの単位を時間に変える」はお約束です．

設定 1 は，透析液ポンプ流量＝ろ液ポンプ流量です 図 1．中空糸外スペースの前後で同じ量であるので，本来は透析液ポンプのみでもこなすことができるミッションです 図 2．

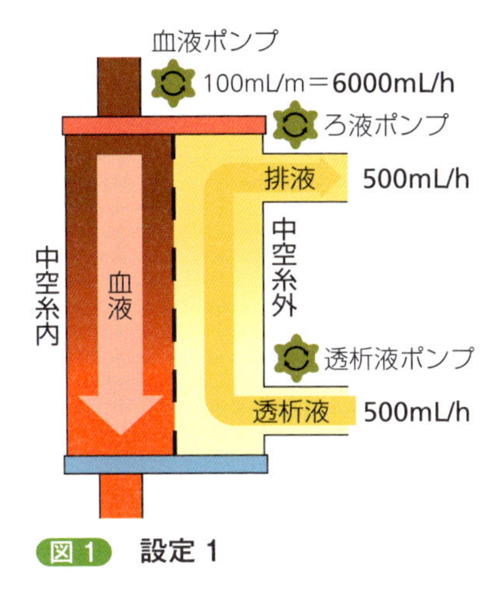

図 1 設定 1

しょうゆモデルで説明することができました 図3.

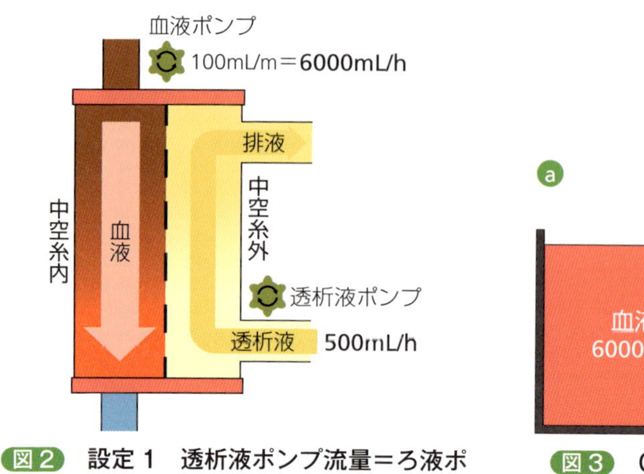

図2 **設定1　透析液ポンプ流量＝ろ液ポンプ流量なのでろ液ポンプ設定を気にしないこととした**

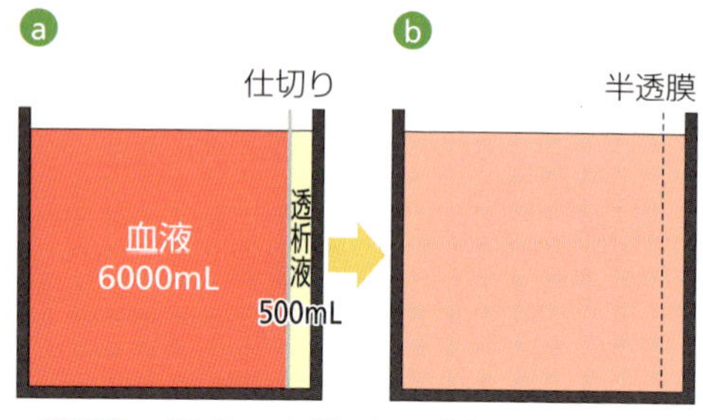

図3 **CHD　血液ポンプ流量 6000 mL/h・透析液ポンプ流量 500 mL/h**

ろ液ポンプ流量＞透析液ポンプ流量の設定例を考えます.

設定6

血液ポンプ
100
mL/min
補液ポンプ
mL/h
ろ液ポンプ
800
mL/h
透析液ポンプ
500
mL/h

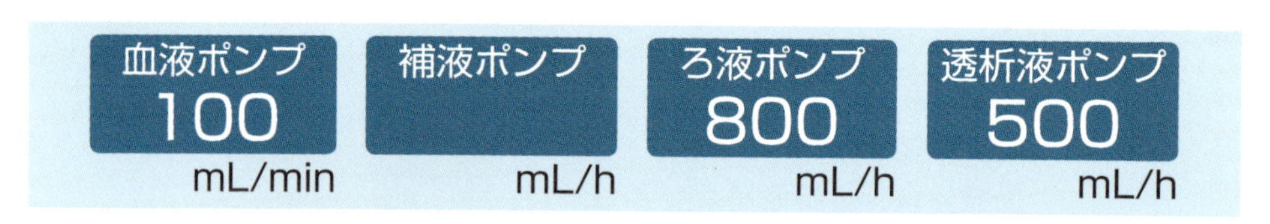

設定1との違いはろ液ポンプ流量が800 mL/hに増えたことです.

中空糸外スペースの立場になって考えてみましょう 図4a.

透析液が500 mL/h入ってくるのに対して，ろ液ポンプによって800 mL/h出ていきます.

300 mL/h，アンダーバランスです.

この無理矢理引っ張る感……どこかでみましたよね.

CHF（➡ p.26）ワールドです.

ろ液ポンプ流量＞透析液ポンプ流量であるとき，「ろ液ポンプ流量－透析液ポンプ流量」＝無理矢理引っ張った量＝ろ過原理です．

> **透析液ポンプ流量 ⇒ 拡散原理**
> **ろ液ポンプ流量－透析液ポンプ流量 ⇒ ろ過原理**

となります．これが「CHD は基本拡散原理だが，設定次第でろ過原理が加わる」です．

CHD（除水あり）＝CHD（除水なし）＋CHF

とイメージしましょう 図4．

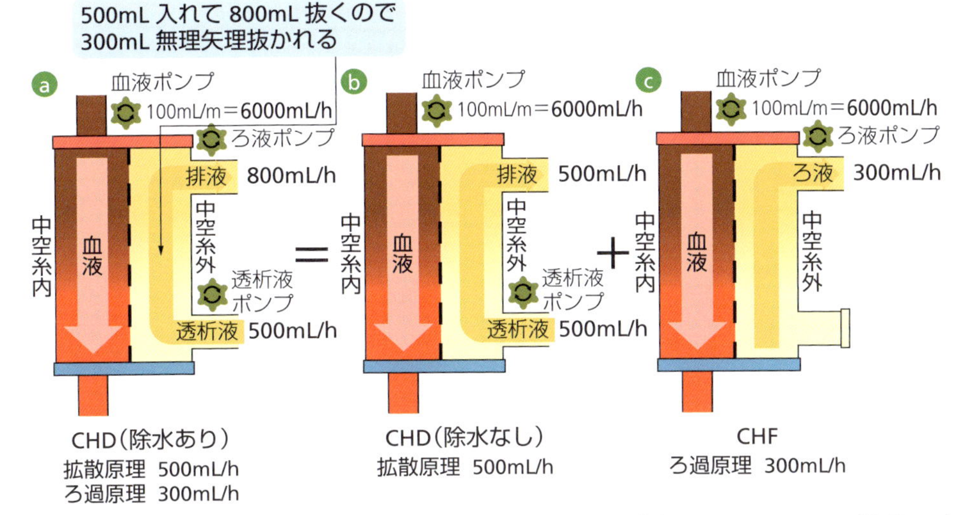

図4 CHD 血液ポンプ流量 6000 mL/h・透析液ポンプ流量 500 mL/h・ろ液ポンプ流量 800 mL/h のイメージ

CHD（除水あり）のパフォーマンス

設定 6 血液ポンプ流量 6000 mL/h・透析液ポンプ流量 500mL/h・ろ液ポンプ流量 800 mL/h

を考えてみましょう．

拡散原理

透析液ポンプ流量 500 mL/h に対して拡散原理が働きます 図 5．

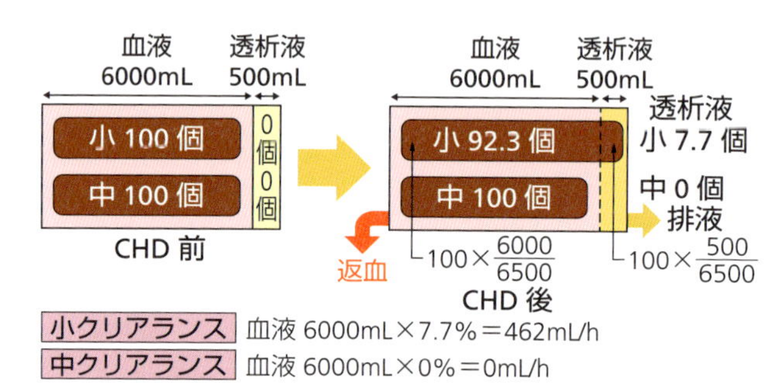

図 5 CHD 血液ポンプ流量 6000 mL/h・透析液ポンプ流量 500 mL/h のパフォーマンス
(p.18 図 8 を再掲)

ろ過原理

ろ液ポンプ流量 800 mL/時－透析液ポンプ流量 500 mL/時＝中空糸外から無理にひっぱった流量 300 mL/h

です．ろ過原理が働きます 図 6．

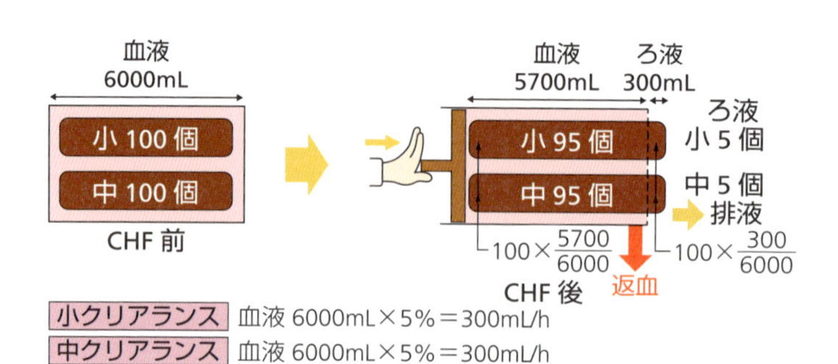

図 6 CHF 血液ポンプ流量 6000 mL/h・ろ液ポンプ流量 300 mL/h のパフォーマンス

ただし，実際には計算する必要などありません．300 mL/h のろ液を捨てているので，小・中クリアランス 300 mL/h です．

拡散原理とろ過原理を合体するとトータルのパフォーマンスとなります．

小クリアランス

拡散原理 462 mL/h＋ろ過原理 300 mL/h＝762 mL/h

中クリアランス

ろ過原理 300 mL/h＝300 mL/h

表 CHD（除水あり）パフォーマンス

設定	血液ポンプ流量	透析液ポンプ流量	ろ液ポンプ流量	小クリアランス	中クリアランス
6	100 mL/m (6000 mL/h)	500 mL/h	800 mL/h	762 mL/h	300 mL/h

気楽にCHD（除水あり）パフォーマンスを意識できるようになろう

設定6 血液ポンプ流量6000 mL/h・透析液ポンプ流量500 mL/h・ろ液ポンプ流量800 mL/hのパフォーマンスをもっと気楽にイメージしましょう.

・透析液流量が500mL/hか．拡散原理は500mL/h弱だな.
・透析液をヘモフィルターに500mL/h入れて800mL/h出すので，無理矢理300mL/h抜くのだな．ろ過原理は300mL/hだ.
・小分子クリアランスは，拡散原理＋ろ過原理＝800mL/h弱だ．1時間あたり800mLよりやや少ない血液中のBUN，CREなどを除去できるのだな.
・中分子クリアランスは，ろ過原理＝300mL/hだ．1時間あたり血液300mL中の炎症性サイトカインを除去できるのだな.

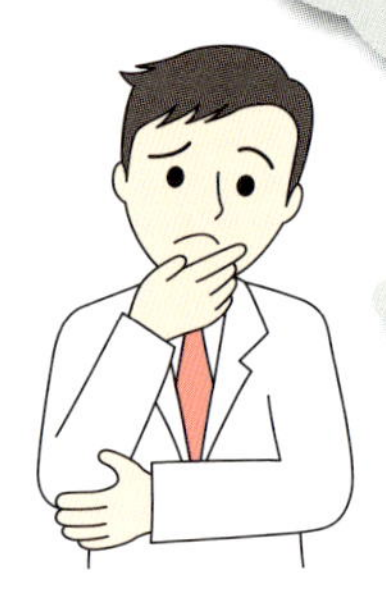

誤解・混乱を招くポンプ名称

CHD設定6血液ポンプ流量100 mL/m・透析液ポンプ流量500 mL/h・ろ液ポンプ流量800 mL/hの図を再掲します **図7**.

ろ液流量（ろ過流量）はいくつでしょうか？

おそらくほとんどの医療者が800 mL/hと答えます.

たしかに，ろ液ポンプの流量は800 mL/hです.

しかし，**ろ液とは外力を用いてフィルターを通過させたもの**であり，設定6においては「無理矢理ひっぱった」300 mL/hです.

「ろ液ポンプ流量設定＝ろ液流量」ではないのです.

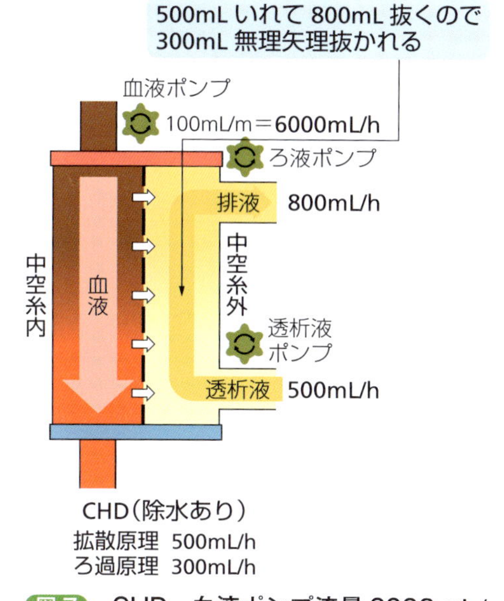

図7 CHD 血液ポンプ流量 6000 mL/h・透析液ポンプ流量 500 mL/h・ろ液ポンプ流量 800 mL/h のイメージ

設定6のパネル表示の申し送りはもちろん「血液ポンプ流量 100 mL/m・透析液ポンプ流量 500 mL/h・ろ液ポンプ流量 800 mL/h」です．しかし，論文に掲載されるときは「血液流量 100 mL/m・透析液流量 500 mL/h・ろ液流量 300 mL/h」としなければなりません．機械の CHD モードを使用しているものの，実態として血液透析・ろ過の両方がある設定なのです．血液浄化ネタを投稿する読者は気をつけてくださいね．従来，このことが強調されなかったことが CRRT のパフォーマンス理解を難しくしたように感じます．

CRRT は 1970 年代に CHF のスタイルからはじまり，ポンプのネーミングがなされました．その後，進化をとげ，CHD や CHDF のスタイルが生まれたのですが，ポンプ名称は従来の CHF のまま用いられいるので，このようなヤヤコシイことになっています．

本 Chapter タイトルは CHD（除水あり）ですが，CHD（除水あり）は実質的に CHDF（持続的血液ろ過透析）だったのです（ただし，機械のモードはあくまで CHD であるので，一般的にこのスタイルは CHD と称されます）．

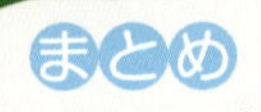

CHD（除水あり）
（ろ液ポンプ流量＞透析液ポンプ流量）

- ✔ 透析液流量が拡散原理を担う
- ✔ 拡散原理が担う小分子クリアランスは透析液流量より若干低い
- ✔ ろ液ポンプ流量－透析液ポンプ流量＝ろ液流量でありろ過原理が働く
- ✔ ろ液流量＝ろ過原理が担う小中分子クリアランス
- ✔ 小分子クリアランス＝透析液流量弱＋ろ液流量
- ✔ 中分子クリアランス＝ろ液流量

CHDF

continuous hemodiafiltration: 持続的血液ろ過透析

CHD（除水なし）・CHF・CHD（除水あり）の順に解説が終わりました.

いよいよ，大御所CHDFです.

CHD（除水あり）を理解できれば，CHDFの理解はイージーです．CHD（除水あり）≒CHDFだからです．「??」ですよね．解説していきましょう.

日本におけるゴールデンスタンダードCHDF設定

CHDFはCRRT機器が持つ4つのポンプ全てを使用します 図1.

設定7は，CHDFが普及しはじめた頃に提唱された日本における標準的な設定です（血液ポンプ流量以外）．現在もCHDF設定として使用する施設は多いのではないでしょうか.

この設定から「CHDFは何をしているのか？」を考えてみましょう.

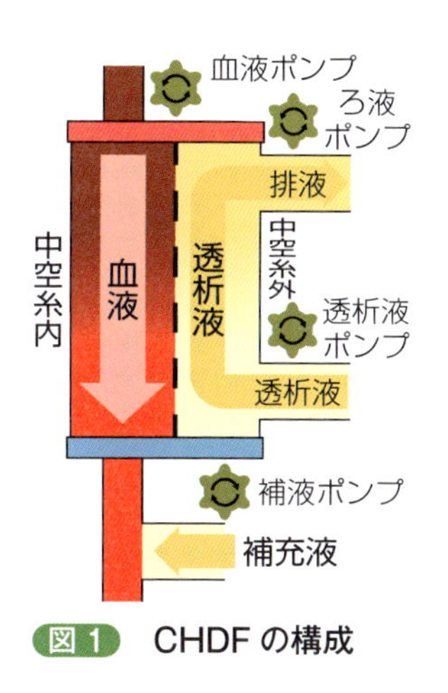

図1 CHDFの構成

設定7

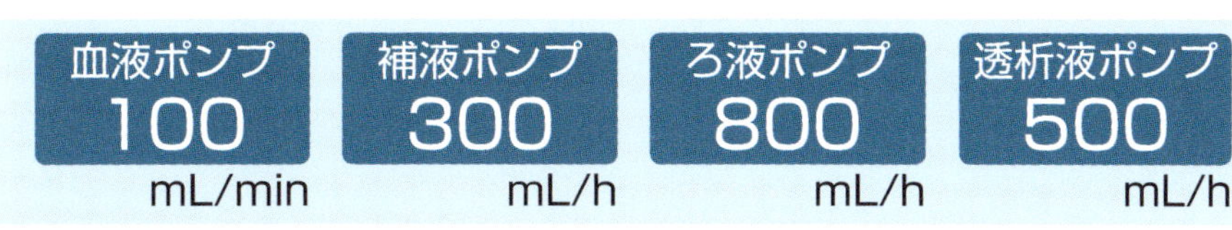

まず，お約束の血液ポンプ流量を分単位から時間単位に変更です 図2.

ポンプだらけで混乱しますが，思い出してください．**血液浄化のエンジンはあくまでヘモフィルター**です．第二のお約束ですね．よって，補液ポンプを視野から外してしまいましょう 図3.

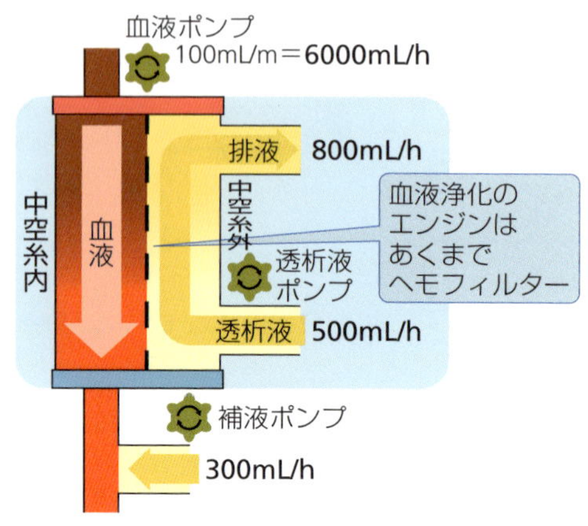

図2 設定1 血液ポンプ流量を時間単位に変更 CHDFにおいても，エンジンはあくまでヘモフィルター

図3 はどこかでみましたよね．CHD（除水あり）の設定6（➡ p.33）と同じです．

シンプルに考えましょう．

中空糸外スペースに透析液を 500 mL 入れて 800 mL 抜いています．透析液 500 mL が拡散原理による血液浄化，無理矢理抜かれる 300 mL がろ過原理による血液浄化をになります 図4.

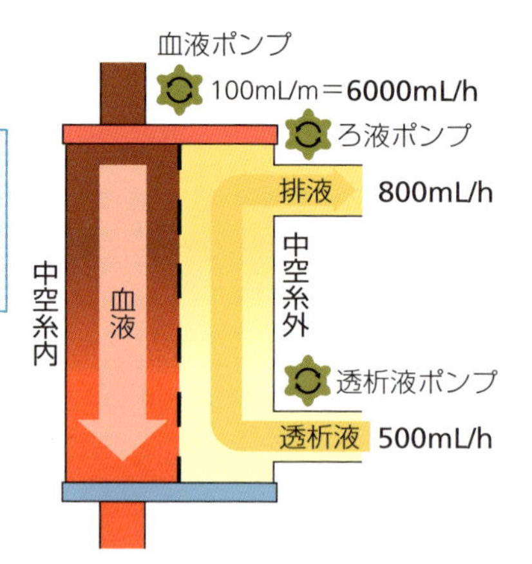

図3 エンジンはあくまでヘモフィルターなので補液ポンプを無視

透析液ポンプ流量 ⇒ 拡散原理
ろ液ポンプ流量－透析液ポンプ流量 ⇒ろ過原理

であることをしっかり理解してください．

JCOPY 498-06698

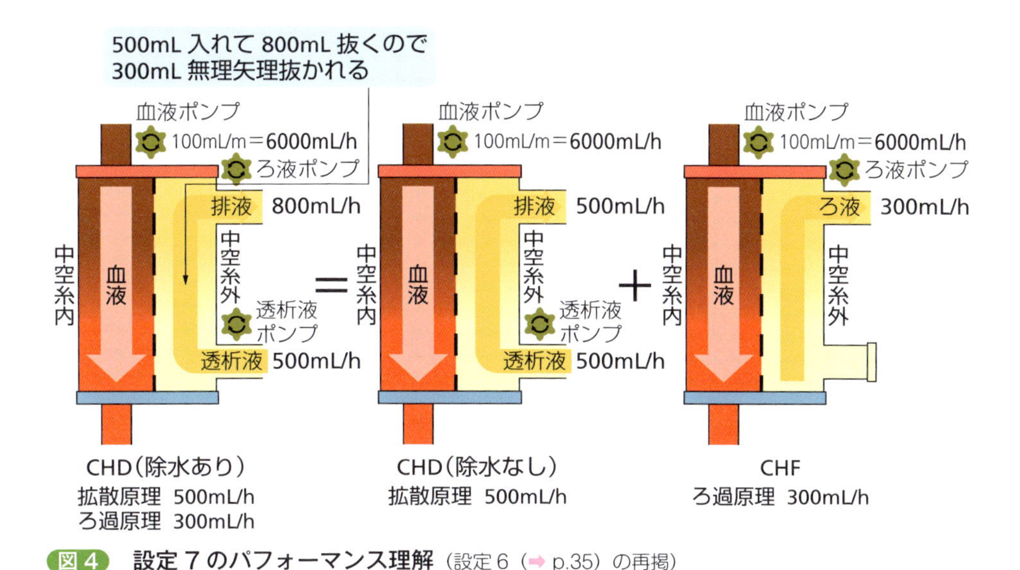

図4 設定7のパフォーマンス理解（設定6（➡ p.35）の再掲）

設定 7 のパフォーマンス

ヘモフィルターへの出入りをシンプルにお気楽にイメージできるようになりましょう.

・透析液流量が 500mL/h か. 拡散原理は 500mL/h 弱だな.
・透析液をヘモフィルターに 500mL/h 入れて 800mL/h 出すので, 無理矢理 300mL/h 抜くのだな. ろ過原理は 300mL/h だ.
・小分子クリアランスは, 拡散原理＋ろ過原理＝800mL/h 弱だ. 1 時間あたり 800mL よりやや少ない血液中の BUN, CRE などを除去できるのだな.
・中分子クリアランスは, ろ過原理＝300mL/h だ. 1 時間あたり血液 300mL 中の炎症性サイトカインを除去できるのだな.

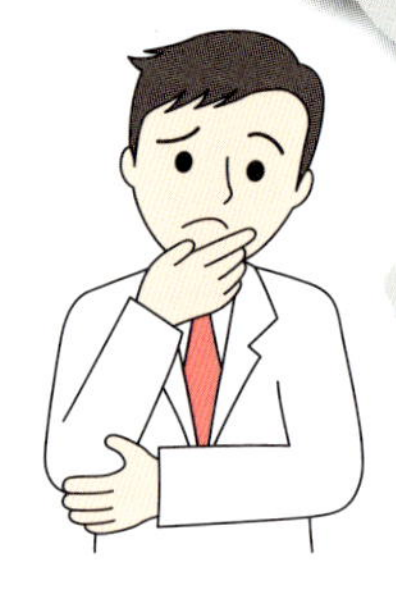

設定 6（CHD 除水あり）のイメージング（➡ p.38）と全く同じです.

厳密な計算は p.34～を参照してください.

CHDF の解釈に難渋するのは, 4 つのポンプ全てにとらわれるからです.

血液浄化のエンジンであるヘモフィルターを注視することが大切です.

表　CHDF パフォーマンス　パフォーマンスは設定 6＝7 であるので, 設定 6（➡ p.37）のパフォーマンスを再掲載

設定	血液ポンプ流量	透析液ポンプ流量	ろ液ポンプ流量	小クリアランス	中クリアランス
7	100 mL/m (6000 mL/h)	500 mL/h	800 mL/h	762 mL/h	300 mL/h

誤解を招く「ろ液ポンプ」名称

この問題はChapter 6においてすでに説明しました（➡ p.38）．CHDFの理解のためにも重要です．

「ろ液ポンプ」と書くとあたかもろ過原理のためだけに動いているような印象を受けます．

CHFにおいては確かに100％ろ過のために働きます（➡ p.26）．

CHD（除水なし）においては，ろ過原理が存在せず，除水なし設定であればそもそもこのポンプはなくても動くはずです（➡ p.14）．ろ液ポンプという名称は正しくなく，排液ポンプと呼んだ方が正しいです．

CHD（除水あり）はさらにヤヤコシイです．例えば透析液ポンプ流量500 mL/h，ろ液ポンプ流量800 mL/hであるとすると，透析原理（拡散原理）500 mL/h，ろ過原理300 mL/hでした（➡ p34）．ろ液ポンプの役割の一部がろ過なのです．

CHDF設定7も全く同じ構図です．ろ液ポンプ流量800 mL/hであっても，透析原理（拡散原理）500 mL/h，ろ過原理300 mL/hであるので，ろ液ポンプの役割の一部がろ過です．

設定7を申し送りするときは「透析液ポンプ流量500 mL/h，ろ液ポンプ流量800 mL/h，補液ポンプ流量300 mL/h」ですが，学会報告や論文においては「透析液流量500 mL/h，ろ液流量300 mL/h，補液流量300 mL/h」としなければなりません．

補液ポンプの役割は？

設定7で補液ポンプを作動させないと，中空糸外スペースに透析液ポンプが500 mL/hを入れた後，ろ液ポンプが800 mL/h抜いているので300 mL/hアンダーバランスとなります．補液ポンプ300 mL/hで補うことによって「イーブンバランス」としているのです．言葉を素直にとりましょう．補液ポンプは脱水を補うポンプなのです．

もっと乱暴にイメージすると，

CHDF（除水なし）≒CHD（除水300 mL/h）＋細胞外液300 mL/h

です 図5．ヘモフィルターに500 mL/h透析液をいれて800 mL排液

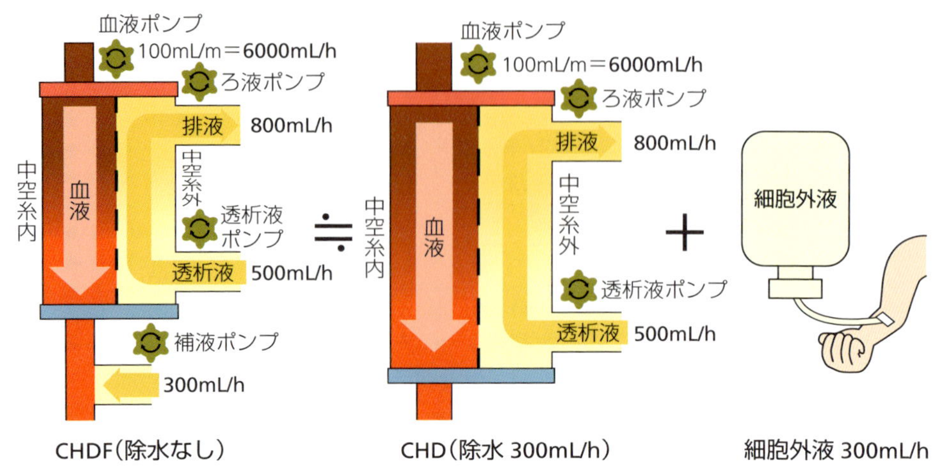

図5　CHDF≒CHD＋細胞外液

厳密には，補充液（サブラッド®など）の成分は，細胞外液（ラクテック®，ソルラクト®など）と比べると電解質成分においてやや異なり，HCO_3^-やブドウ糖成分においてかなり異なる．

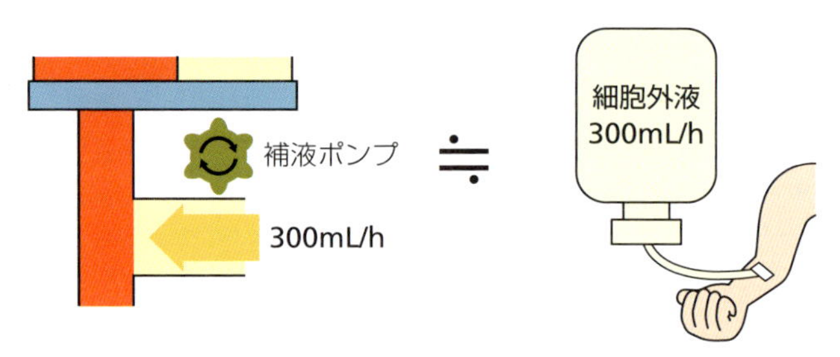

図6　**補液ポンプで補充液を 300 mL/h 入れることと細胞外液を点滴として 300 mL/h 入れることは，結局ほぼ同じことをしている**

するので，ヘモフィルター通過後，300 mL/h アンダーバランスになっています．その「脱水」を，補液ポンプによって 300 mL/h 戻そうが，患者に細胞外液を静脈への点滴を通じて 300 mL/h 入れようが，患者の体からみるとやっていることはほぼ同じなのです 図6．そのように考えると CHDF のパフォーマンスを考えるとき補液ポンプは無視してよいことがわかりやすいのではないでしょうか．

CHDF のまとめをしますが，CHD（除水あり）と同じです．補液ポンプ設定を無視し，ヘモフィルターのみをみるからです．

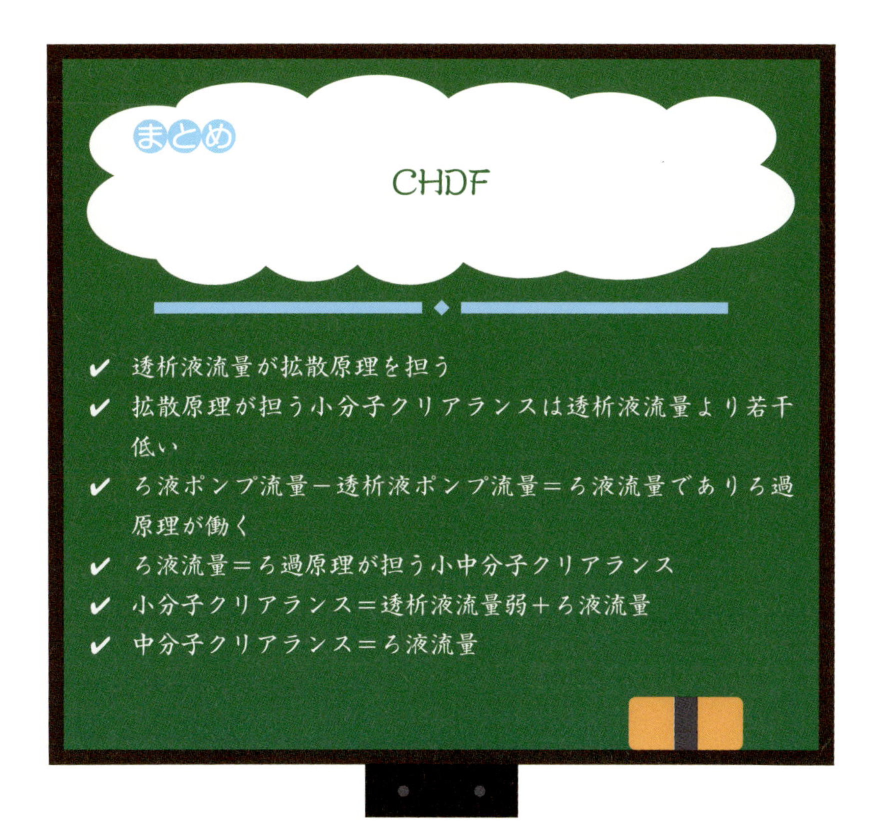
まとめ
CHDF
✔ 透析液流量が拡散原理を担う
✔ 拡散原理が担う小分子クリアランスは透析液流量より若干低い
✔ ろ液ポンプ流量－透析液ポンプ流量＝ろ液流量でありろ過原理が働く
✔ ろ液流量＝ろ過原理が担う小中分子クリアランス
✔ 小分子クリアランス＝透析液流量弱＋ろ液流量
✔ 中分子クリアランス＝ろ液流量

CHD・CHF・CHDFの効率比較

日本においては，CHDFがメジャーです．

「CHDFが小分子から中分子までもっともバランスよく除去すると聞きました」．

「炎症性サイトカインを除去するのにCHDFが最も適していると聞きました」．

こういった発言をよく耳にします．正しいか考えてみましょう．

CHD・CHF・CHDFのパフォーマンスを比較するための条件設定

比較するためには，条件を同じにしなければなりません．

CRRTの能力を比較するときは，透析液（CHD）・補充液（CHF）・透析液＋補充液（CHDF）の使用量を統一します．

サブラッド®（扶桑薬品工業）などの使用量を統一するということです．

- CHD 血液ポンプ流量 100 mL/m（6000 mL/h），透析液ポンプ流量 800 mL/h，ろ液ポンプ流量 800 mL/h
- CHF 血液ポンプ流量 100 mL/m（6000 mL/h），ろ液ポンプ流量 800 mL/h，補液ポンプ流量 800 mL/h
- CHDF 血液ポンプ流量 100 mL/m（6000 mL/h），透析液ポンプ流量 500 mL/h，ろ液ポンプ流量 800 mL/h，補液ポンプ流量 300 mL/h

を比較して考えてみましょう．

これらの条件のパフォーマンスはすでに掲載ずみです．表にまとめました．

小分子と中分子を分けてパフォーマンスを考えることとします．“汚れた水の浄化理論”で考えることとしましょう．

表 CHD，CHF，CHDF のパフォーマンス比較

設定	掲載P	名称	血液ポンプ流量	透析液ポンプ流量	ろ液ポンプ流量	補液ポンプ流量	小クリアランス	中クリアランス
2	20	CHD	100 mL/m (6000 mL/h)	800 mL/h	800 mL/h		708 mL/h	0 mL/h
5	30	CHF	100 mL/m (6000 mL/h)		800 mL/h	800 mL/h	800 mL/h	800 mL/h
7	44	CHDF	100 mL/m (6000 mL/h)	500 mL/h	800 mL/h	300 mL/h	762 mL/h	300 mL/h

小分子クリアランスの比較

近い値なのですが，厳密に考えると CHF＞CHDF＞CHD です 表．

設定 2 CHD の例え

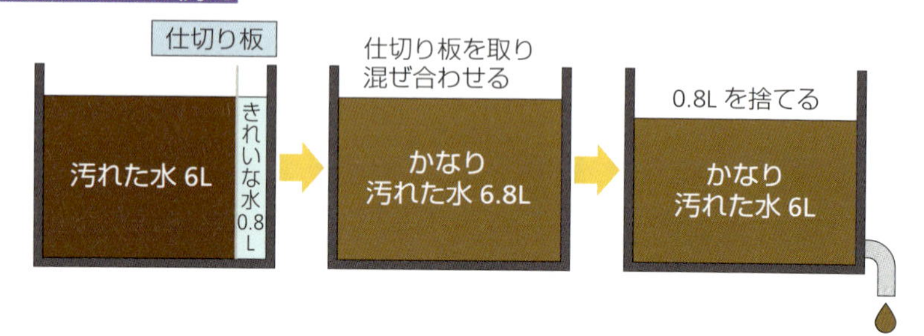

図1 設定 2 を汚れた水の浄化に例えると……

設定 5 CHF の例え

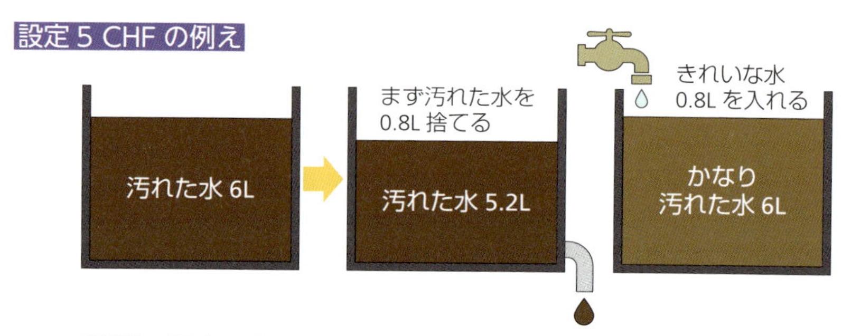

図2 設定 5 を汚れた水の浄化に例えると……

設定 2 と設定 5 の両者とも，水をあまりきれいにできないことに変わりはありません．汚れた水に対してきれいな水があまりに少ないからです．パフォーマンスはほぼ同じです．

ただし，CHD 図1 はきれいな水をまず汚れた水と混ぜた後，0.8L 捨てるので，せっかくのきれいな水の一部も捨てられることとなります．それに対して，CHF 図2 はいきなり汚い水を捨てた後，きれいな水を補っているのできれいな水が無駄になりません．この差がわずかながら理論上のパフォーマンスの差となります．

拡散原理とろ過原理の両方を持つ CHDF の例えを考えてみましょう．

CHDF 設定の読み取りはややこしかったですよね（➡ p.45）．

CHDF 血液ポンプ流量 100 mL/m（6000 mL/h），透析液ポンプ流量

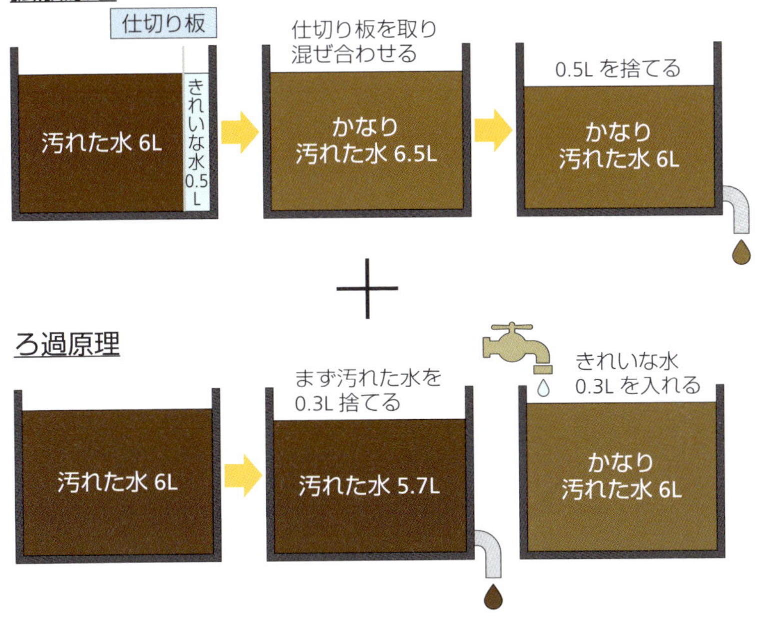

図3　設定 7 を汚れた水の浄化に例えると……

500 mL/h，ろ液ポンプ流量 800 mL/h，補充液ポンプ流量 300 mL/h は，透析原理（拡散原理）500 mL/h，ろ過原理 300 mL/h と読み取らなければなりません．

拡散原理とろ過原理を分けて考える必要があります．

拡散原理において，きれいな水を汚れた水に混ぜた後，0.5 L 捨てているので，きれいな水 0.5 L の一部が無駄となっています．

ろ過原理において，いきなり汚い水を捨ててきれいな水 0.3 L をいれているので，きれいな水 0.3L は全て有効に使われています．

拡散原理とろ過原理を合わせたものがパフォーマンスとなります．

CHD の例え 図1 において，きれいな水 0.8 L の一部が無駄となっていました．CHF の例え 図2 において，きれいな水 0.8 L は全て有効に使えています．これらと考え合わせると，CHF>CHDF>CHD であることがわかるのではないでしょうか．

中分子クリアランスの比較

CHF ≫ CHDF であり，CHD＝0 です 表．

中分子において拡散原理は期待できないので CHD＝0 です．

設定 5 CHF の例え

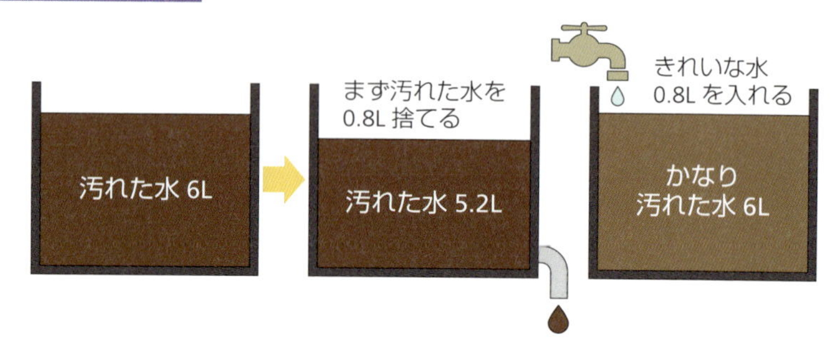

図4 設定 5 を汚れた水の浄化に例えると……

ろ過原理は小分子と中分子は同じパフォーマンスとなります．よって，図4 は図2 の再掲です．

設定 7 CHDF の例え

CHDF は拡散原理とろ過原理を持ちますが，中分子に対してはろ過原理のみ有効となります．よって図3 の下段のみの再掲です．

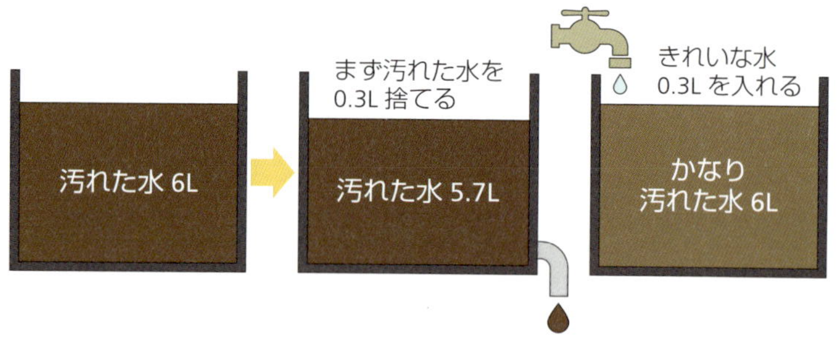

図5 設定 7 を汚れた水の浄化に例えると……

設定５（CHF）は「汚れた水を 0.8 L 捨てた＝0.8 L きれいにした」のに対して，設定７（CHDF）は「汚れた水を 0.3 L 捨てた＝0.3 L きれいにした」です．中分子に対してのパフォーマンスにおいて，CHF：CHDF＝8：3 であることがわかります．**CHF ≫ CHDF** なのです．

CHD・CHF・CHDF のパフォーマンス比較グラフ 図６
・小分子に対して
　CHF＝CHDF＝CHD
であることがわかります．
厳密には，わずかですが，
　CHF＞CHDF＞CHD
です．
・中分子に対して
　CHF ≫ CHDF ≫ CHD
であることもわかります．

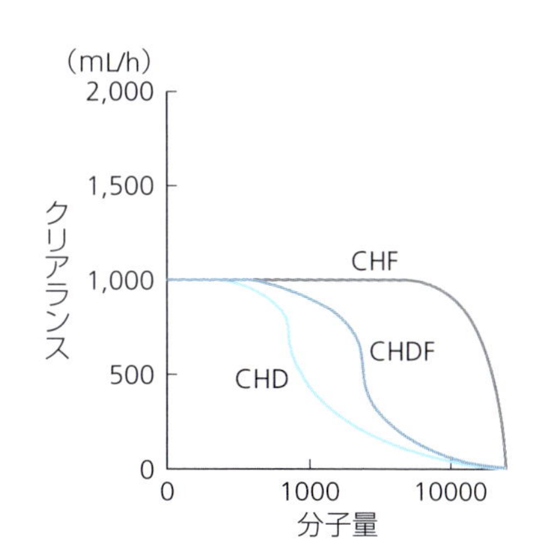

図６　ろ液流量＋透析液流量が一定量（1000 mL/時）であるとしたときのクリアランスの比較
CHF はろ液流量 1000 mL/h，CHD は透析液流量 1000 mL/h，CHDF はろ液流量＋透析液流量が 1000 mL/h（中 敏夫，他．持続血液浄化．腎と透析．2000；48：617-21）

必ず CHF を選択すればよいのか？

CRRT の中で，効率が最も良いのは CHF であることがわかりました．

そうであるなら「常に CHF を選択すれば良いじゃん *!!*」という発想がでてきそうです．

> **真の血液浄化パフォーマンス ＝ 効率×実際に運転した時間**

です．

「敗血症患者に CRRT を運転しようとしたが，頻回にヘモフィルターが閉塞し CRRT 作動時間より停止時間の方が長かった」という経験をもつ読者は多いのではないでしょうか？

CHD は「しょうゆ原理」なので，膜孔に負担をかけずスイスイ小分子が半透膜を通過し拡散します．

CHF は「ところてん原理」なので，膜孔を通じて無理矢理通します．半透膜への負担は相当なものとなります．トラブルの頻度においても CHF ≫ CHD であるといえます．

CRRT を必要とする状況別に考えてみましょう．

尿毒症（BUN・CRE などの蓄積，HCO_3^-の欠乏），高カリウム血症

小分子がターゲットとなるので CHF である必要はありません．小分子に対して理論上，若干 CHF＞CHD であるのですが大した差ではありません．CHD であれば，膜負担が少なくヘモフィルターが長持ちする可能性が高いです．一般的に CHD が選択されます．

尿毒症を速やかに補正したい，体内のカリウム蓄積量が多く速やかに補正したいと状況においては，HD がベストです．小分子除去能力は HD ≫ CHD であるからです（➡ p.23）．ICU において，日勤帯に HD を数時間施行しそれ以外の時間に CHD 施行といった対応もありです．

CHD による小分子除去の最大パフォーマンスを発揮させたいのであれば，透析液流量を上げます．CRRT 機器の透析液流量の上限は 4 L/m 程度であり，上限もしくは上限に近づけると HD にかなわないものの相当の小分子除去パフォーマンスを期待できます．ただし保険上の透析液上限量（➡ p.31）を超える可能性があります．筆者は，高カリウム血症が危機的であるが HD 使用は難しいといった状況において，数時間このよう

な設定をする時があります．

炎症性サイトカインの除去

敗血症など高サイトカイン血症を伴う病態に対して，CRRT を用いて炎症性サイトカインを除去することに意義があるのか？ については議論があるのですが（➡ p.91），炎症性サイトカインの除去を狙うのであれば CHF です．CHD は中分子除去において無力です．

ただし，「CHF で運転を開始したが，頻回に回路が閉塞する」という状況があれば，「抗凝固薬を適切に使用できているのか？」「血液浄化用カテーテルが適切に挿入されているのか？≒血液浄化用カテーテルから脱血・送血がスムーズにできるのか？」といったテーマを想起するとともに，「回路閉塞を起こしやすい CHF より CHD を選択すべきではないか？」「炎症性サイトカインを除去するとされるヘモフィール®CH（東レ・メディカル）・セプザイリス®（バクスター）から PS 膜など他素材を使うヘモフィルターへの変更」を考慮しなければなりません．ただし，炎症性サイトカインの吸着による除去を期待することはできなくなります．

どのような状況において CHDF を使用するのか？

『こういうことだったのか!! CHDF』というタイトルの本を書きながら恐縮なのですが，筆者自身は CHDF を選択することは全くありません．「小分子を除去したいのなら CHD，中分子を除去したいのなら CHF」と筆者の中では整理されており，CHDF の登場シーンがないからです．

あえて言うなら……。

ヘモフィール®CH（東レ・メディカル，PMMA 膜を使用）を使用するとき

CRRT による中分子除去を目指すとき，ろ過原理だけでなく吸着原理が重要であるという考えがあります（➡ p.94）．欧米においては，ろ過原理が追求され吸着原理はマイナーな考え方だったのですが，日本においては，保険の補充液・透析液使用量制限（15～20 L/日程度，地域によって違う）があるため吸着原理を重視する考えが広まりました．CRRT 黎明期から「炎症性サイトカイン除去を目指すときには PMMA 膜を用いて CHDF を行う」とプロモーションされました．ヘモフィール®CH の CH

は，cytokine-adsorbing hemofilter（サイトカイン吸着ヘモフィルター）の頭文字であるという都市伝説まであります．

欧米においてCHFが重視されたのに対して，日本においてCHDFが重視された背景として血液流量の問題もありました．日本の標準血液流量は，かつて60 mL/m，今も80 mL/m程度であり，欧米の150 mL/mに比して非常に少ないです．本Chapter冒頭でCRRTパフォーマンスの比較をしましたが，CHF設定のろ液ポンプ流量は800 mL/hでした．この設定を血液流量60 mL/m（3600 mL/h）で行うとすると，ヘモフィルター内において3600 mLの血液から800 mLろ液を無理矢理しぼらなければならないことを意味します．「どれだけしぼったか」＝ろ液流量/血液流量＝ろ過率とするのですが22%にも及びます．血液流量150 mL/m（9000 mL/h）であれば，9000 mLの血液から800 mLろ液をしぼりだすことを意味し，たいしたろ過率ではありません（ろ過率8.9%）．一般にろ過率が20～25%を超えると回路の閉塞リスクが上がるとされます．敗血症患者においては15%でも「片っ端からヘモフィルターが閉塞する」という印象を筆者はもっています．CHFはろ過原理100%ですが，CHDFはろ過原理＋拡散原理であり，ろ液流量が大幅にさがります．血液流量の設定が少なくてもろ過率はCHFほど高くなりません．

血液流量の設定量が少なすぎることが，日本においてCHDFが重視された要因ですが，PMMA膜が重視されたことも関係します．日本独自のPMMA膜は「炎症性サイトカインを吸着する」という面と「詰まりやすい」という面があります．フィルターを無理矢理通過させるのがろ過原理であり，ろ過原理を追求する程，膜への負担がかかることを意味します．膜負担が強いCHFにPMMA膜を用いることは難しいのでCHDFが選択された歴史があります．実際「ヘモフィール®CHはCHDFモードで使用する」とプロモーションされました．2014年に保険収載され，サイトカインを吸着することをうたうセプザイリス®（バクスター）はCHFモードでの使用がすすめられます（ただし，ヘモフィール®CHと同様に閉塞しやすいと報告されます）．また，CHFモードでヘモフィルターが閉塞するとき，それでもサイトカインを少しでも除去をしたいのであれば，CHDFに変更する選択肢はあるかもしれません．

吸着原理を追求したヘモフィール®CH-1.8 Wが，やはり2014年に発売されました．従来製品の膜面積の最大は1.3 m^2であったのですが，膜面積拡大（1.8 m^2）・中空糸径拡大といった改良がなされています．サイトカインを吸着する面積が広がることだけでなく，膜孔が飽和するまでの時間が延長する ⇒ ヘモフィルターの寿命が延長することも期待されています．ヘモフィール®CH-1.8 W は膜面積が狭いタイプに比して閉塞しづらく，CHF モードで十分使用でき，CHF モードで使用してもセプザイリス®より寿命が短いとはいえない印象を筆者は持っています．

筆者は CHDF を多用しているのかもしれない……

筆者は血液浄化おまけ派（➡ p.91）であるので，CHD モードで運転することが多いです．もっとも，例えば敗血症患者に対して若手医師が治療の優先順位を守った上で，CRRT を開始し CHF を選択するとき反対はしません．CRRT 症例を経験し，いろいろなモードで運転しないと CRRT 運転のコツがつかめないからです．

透析患者のうっ血性心不全といった病態に対して筆者は，CHD 血液ポンプ流量 100 mL/m（6000 mL/h），透析液ポンプ流量 500 mL/h，ろ液ポンプ流量 1000 mL/h といった設定をします．500 mL/h 除水できます．この設定は，拡散原理（透析）500 mL/h・ろ過原理 500 mL/h です．CRRT 機器のモードとしては CHD を選択するのですが，実際には血液ろ過透析，CHDF を行っているのです．

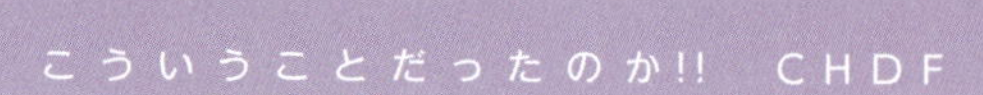

CRRT 血液系回路にはストーリーがある

何事においても，その仕組みを少し理解すれば，グーンと「見えてくる」ことがあります．CRRT においても，同様です．

まずは CRRT 回路の概略図です 図 1．

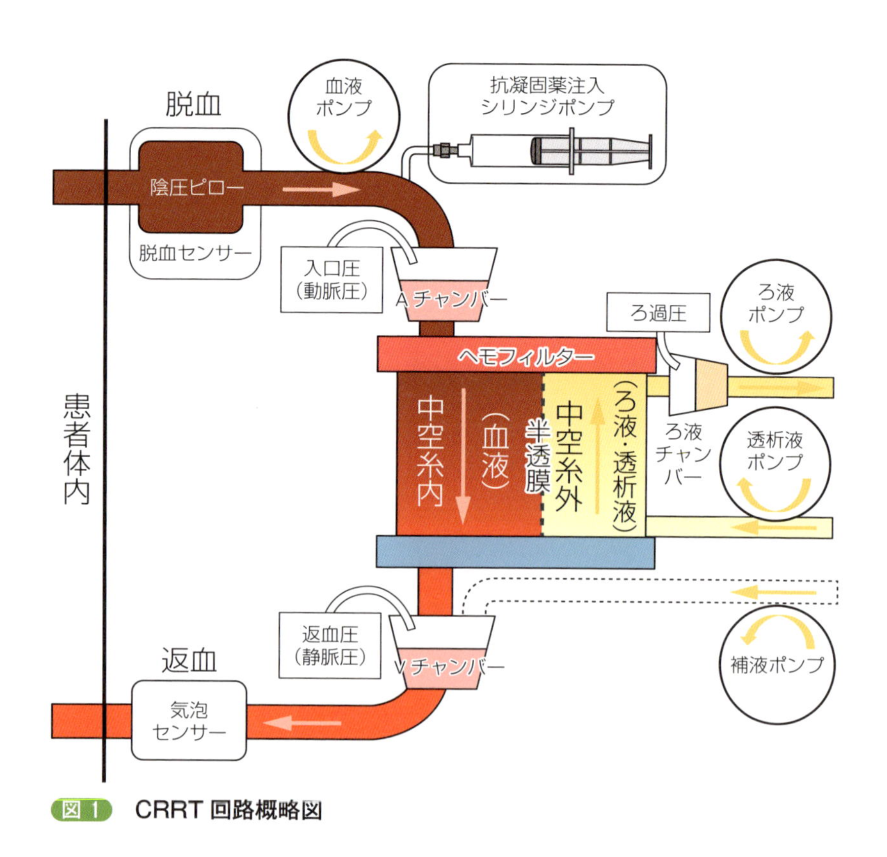

図 1 CRRT 回路概略図

CRRT 回路構成を「複雑に」感じるのは，様々なポンプが同時に目に飛び込んでくるからです．

ヘモフィルターは血液浄化のエンジンと解説してきました（➡ p.26）．

CRRT 回路構成を理解するため，血液系と液系を分けて考えることが重要です．

血液という燃料をヘモフィルターというエンジンへ配送し，エンジンがパワーを発揮し，燃料を回収するのであり，エンジンへの燃料の補給・回収とエンジンにおけるパワー発揮は区別しなければならないのです．

ヘモフィルターに血液を送り届け回収する経路を**血液系**と呼びます 図2．

血液以外のサラサラ液が流れる経路を**液系**と呼びます．

液系ポンプの中で，補液ポンプはおまけにすぎないのですが，そこらへんは次 Chapter で説明します．

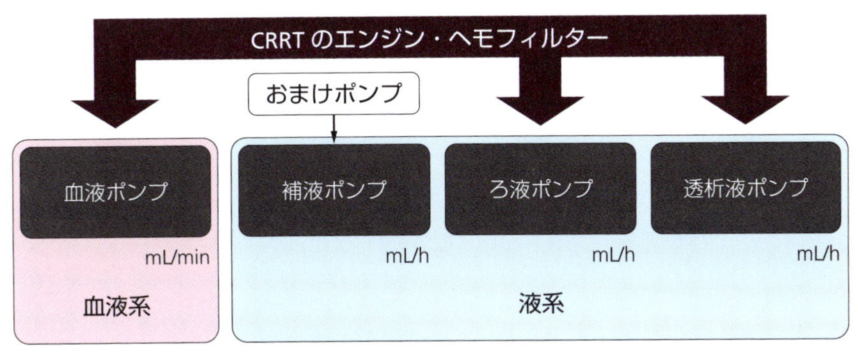

図2　CRRT パネルをみて意識すること

本 Chapter は血液系の解説をします．血液の気持ちになって「どのようにヘモフィルターにたどりつき，ヘモフィルターを通過後どのように回収されるのか」考えてみましょう．

血液系を上流から下流へたどります 図3．

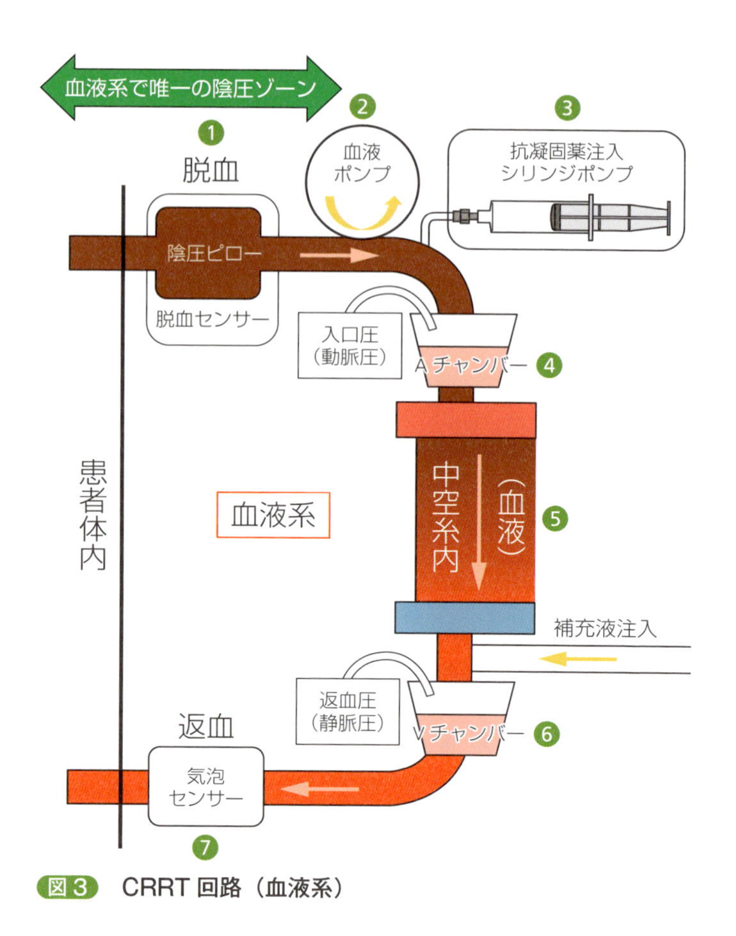

図3　CRRT 回路（血液系）

❶ 血液ポンプがつくる圧により患者の静脈から脱血されます．脱血部分の圧測定のために陰圧ピロー 図4 を用いる機種とエアフリーチャンバー 図5 を用いる機種があります．

血液ポンプによって，“無理矢理ひっぱられる”ゾーンであるので，血液系の中で唯一陰圧がかかる部分です．脱水などにより脱血がうまくいかないとき，陰圧ピローであれば「ぺちゃんこ」になりアラームが

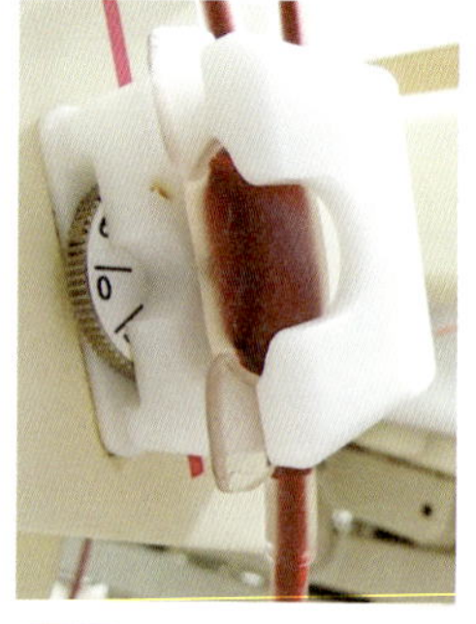
図4　陰圧ピロー

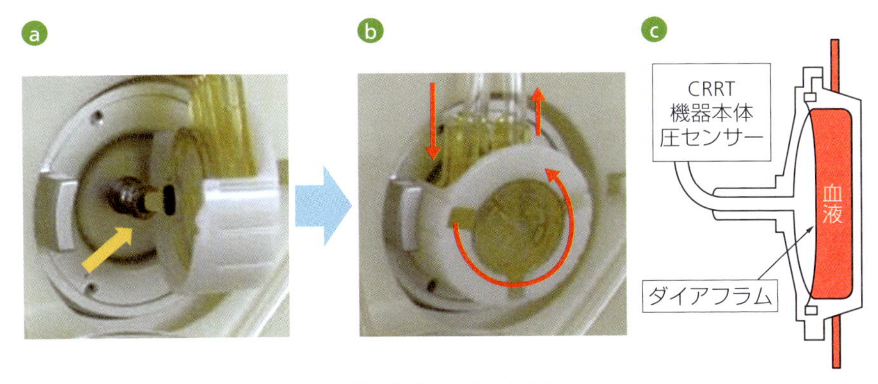

図5　エアフリーチャンバー（旭化成メディカル）
陰圧ピローは陰圧を数値化できないが，エアフリーチャンバーは数値化できるメリットがある．
ドリップチャンバーは血液がエアに触れるため凝固しやすくなるが，エアフリーチャンバーは，文字通りエアフリーでありトラブルが減る．
ⓐ CRRT 本体への装着直前．圧センサーへの接続部（➡）．
ⓑ 血液の流れ
ⓒ エアフリーチャンバーの断面のイメージ．血液が陰圧によりダイアフラムが血液側によっている図．陽圧の場合にはダイアフラムがセンサー側に膨らむ．

作動します．陰圧であることがよくわかります．

陰圧となる（血液がよどみやすい）ことや抗凝固薬がまだ注入されていないので，血栓閉塞をおこしやすい部分です．本来，①ゾーンに抗凝固薬を注入したいのですが，通常しません．もしこのゾーンにシリンジポンプを接続すると，トラブルにより異常陰圧となったとき，シリンジポンプが血液ポンプに“負けて”，抗凝固薬入りシリンジの内容すべてを回路に吸い込む可能性があるからです．抗凝固薬が大量に体内に入るかもしれません．

❷ 血液系はヘモフィルター上流に血液ポンプを一つ持つのみです．血液ポンプの前は「引っ張られる」イメージであり陰圧です．血液ポンプ以後は「押される」イメージであり陽圧です．血液ポンプを境に圧環境が激変します．

❸ 血液ポンプを通過直後，抗凝固薬を注入します．

❹ ヘモフィルターに入る前に圧を測定します．血液系の上流の圧です．ドリップチャンバー 図6 を用いる機種とエアフリーチャンバー 図5 を用いる機種があります．A チャンバーと呼ばれます．動脈（artery）の A です．現代の CRRT は静脈から脱血し静脈に返血しますが，

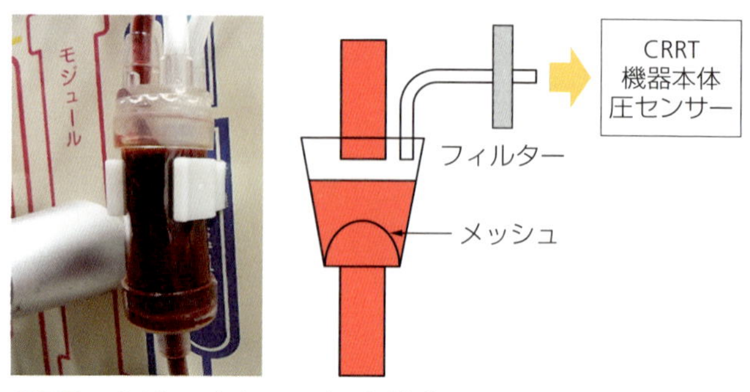

図6 ドリップチャンバーと構造

CRRTの黎明期，動脈から脱血し動脈圧をエネルギーとして利用しました．その名残（なごり）で現在も脱血側を動脈側・A側などと呼び，返血側を静脈側・V側（venous：静脈）と呼びます．A側は赤色，V側は青色にマーキングされます．

❺ ヘモフィルターを通過します．
補充液を“補充”する場合はヘモフィルター通過後注入します．ただし，補充液・補液ポンプはあくまで液系であり，血液系と分けて考えます．

❻ ヘモフィルター通過後の圧を測定します．血液系の下流圧です．エアフリーチャンバーを用いる機種においても，ここだけはドリップチャンバーを使用します．ドリップチャンバー 図6 のメッシュによって，血栓やエアが流れてきたとき捕捉し患者体内へ入るのを防ぐためです．

❼ もし回路の緩みや破損部分があり回路内にエアが入ると，最悪の場合，患者静脈内にエアが注入されます．
CRRT運転に伴う最も恐ろしい合併症です．超音波を用いた気泡センサー 図7 を用いてエアを検知し自動停止します．ただし，気泡センサー以後からエアが入るトラブルに対しては無力です．血液浄化用カテーテルとCRRT回路の接続部分の緩みに常に注意しなければなりません．

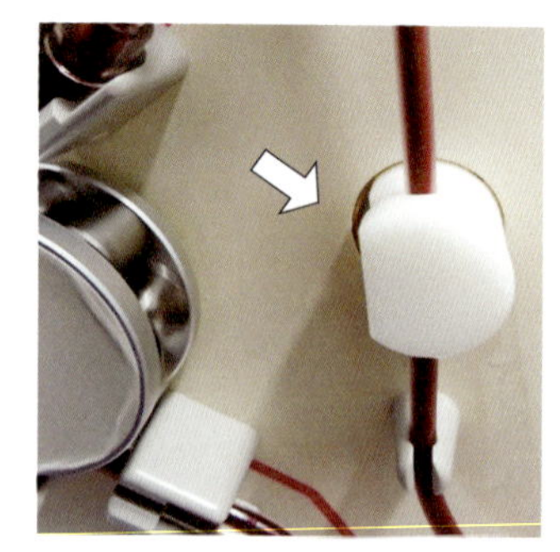

図7 気泡センサー（⇨）

血液系回路をシンプルに理解しましょう．体から脱血し，血液ポンプ通過後に抗凝固薬を注入し，ヘモフィルターの前後で圧を測定しながらヘモフィルターを通過させ，最後にエアを含まないかチェックします．これが血液系のストーリーです．

ぜひ，CRRT を実際に運転しているとき，本書を片手に CRRT 血液系回路を観察してください．血液浄化用カテーテルの脱血側（動脈側・赤色）からスタートし，回路をたどって返血側（静脈側・青色）にたどりついてください．意味を知れば，今まで無味乾燥に思えた CRRT が持つストーリーをリアルに感じるはずです．

まとめ
CRRT の理解のために
✔ CRRT 効率を理解するために
⇒ 血液浄化のエンジンはヘモフィルター
✔ CRRT 回路構成を理解するために
⇒ 血液系と液系を分ける

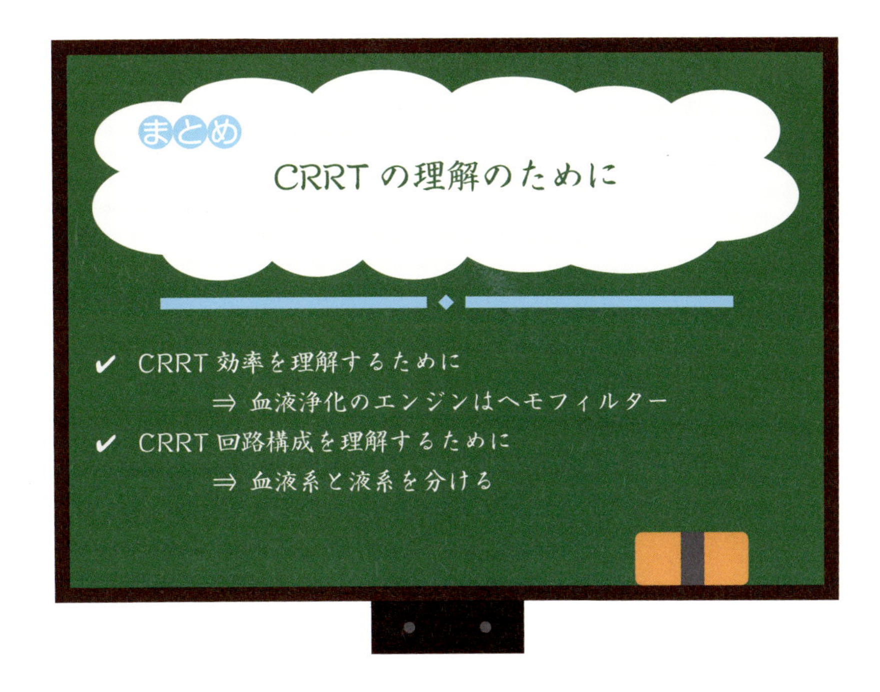

液系の整理と総復習を兼ねたCRRT練習問題

CHDF設定7のパネル表示を再掲しましょう 図1.

どこか苦手意識が抜けきらない読者は多いのではないでしょうか．パネルをみて，「すらすらイメージできる」ようになりたいです．

設定7

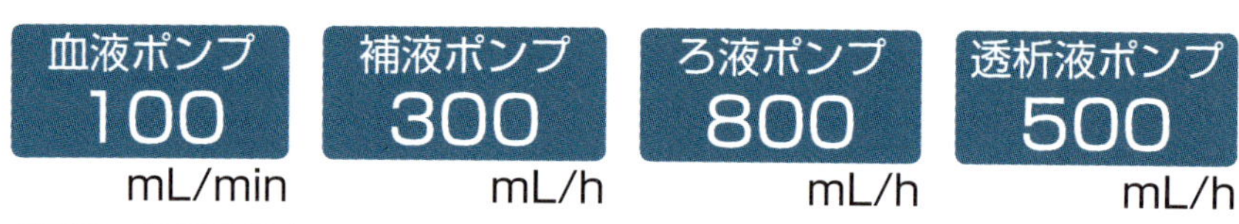

図1 CHDF設定7

前Chapterで，CRRT回路を理解するために「血液系と液系を分けて考える」「血液という燃料をヘモフィルターというエンジンへ配送し，エンジンがパワーを発揮し，燃料を回収する」のであり，「エンジンへの燃料の補給・回収とエンジンにおけるパワー発揮は区別しなければならない」と解説しました．

液系においても，順序立てて考えるスタイルを身につけましょう．

CRRT回路の概略図（➡ p.58, 図1）から液系回路を抜き出します 図2.

CRRT血液系回路と同様に液系回路においても，上流から考えます．血液系は上流と下流がはっきりしていますが，液系において，ややわかりづらいかもしれません．血液浄化のエンジンはあくまでヘモフィルターです．

❶ ヘモフィルターへ透析液注入

❷ ヘモフィルターからろ液・透析液の排出

❸ ヘモフィルター後に補充液注入

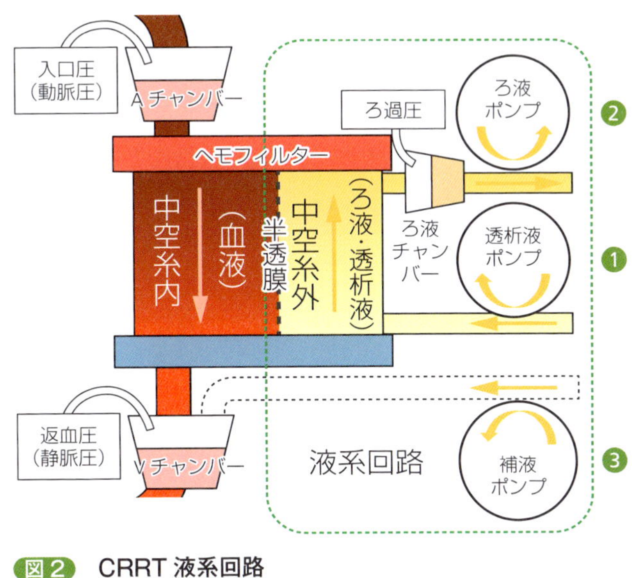

図2 CRRT液系回路

❶⇒❸が，液系における上流⇒下流であり，この順番で考えることが重要です．

設定7をもう一度みてみましょう 図3．

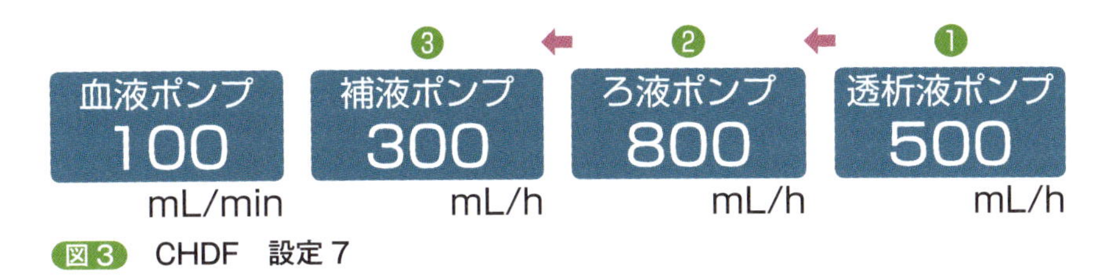

図3 CHDF 設定7

本書におけるCRRT表示は日本ライフライン社（旧JUNKEN MEDICAL社）製品に準拠したものなのですが，液系を上流から下流に向けて並べているのですね（筆者推定）．この表示順番は旭化成メディカルなど他社製品にはあてはまりません．

以後，液系を順番どおり読む練習をしましょう．本書の総復習を兼ねます．水分バランスについてもまとめます．チラチラ参考とするためのCHD・CHF・CHDFの構成図を掲載します 図4．

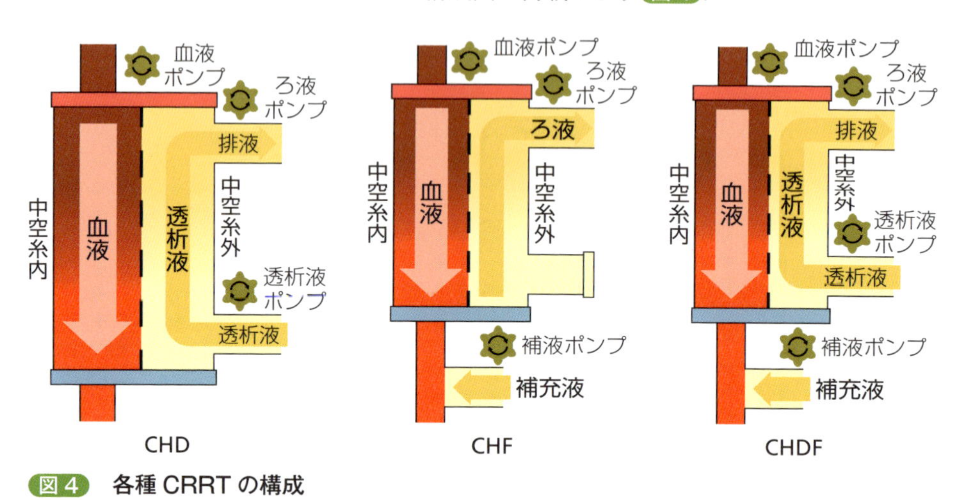

図4 各種CRRTの構成

練習1

②
①
血液ポンプ
100
mL/min
補液ポンプ
mL/h
ろ液ポンプ
500
mL/h
透析液ポンプ
500
mL/h

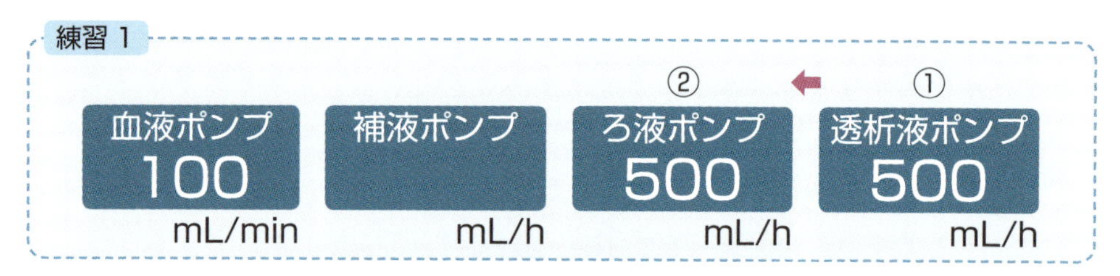

① ヘモフィルターに透析液を500 mL/h注入

② ヘモフィルターから同量を排出

血液と透析液を向かい合わせているので，CHDです．

◎ **透析液ポンプ流量は素直に拡散原理**です．

拡散原理500 mL/h ⇒小クリアランス500 mL/h弱

◎ **ろ過原理＝ヘモフィルターから無理やり抜いた量**です．

ろ過原理＝ろ液ポンプ流量－透析液ポンプ流量＝0 mL/h

⇒ろ過原理なし

トータルパフォーマンス

小クリアランス　500 mL/h弱

中クリアランス　なし

水分バランス

「透析液ポンプで入れた量を，どれだけろ液ポンプで抜くのか？」であるのでバランス計算は簡単です．ヘモフィルターに500 mL/h入れた後，500 mL/h抜くのでバランスは中立です．

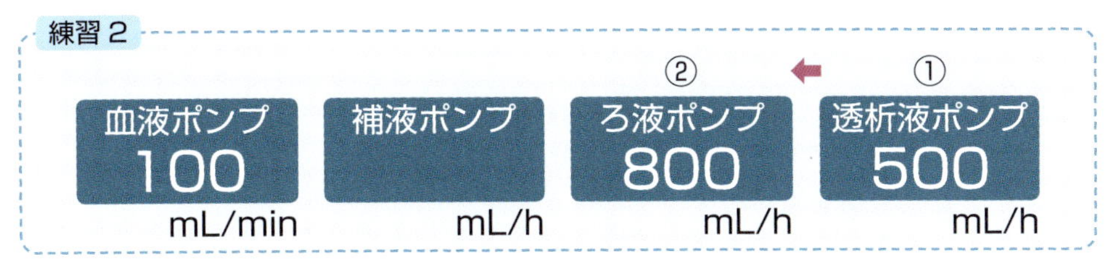

① ヘモフィルターに透析液を500 mL/h注入

② ヘモフィルターから800 mL/hを排出

血液と透析液を向かい合わせているので，CRRT機器の設定モードとしてはCHDです．実質的にはCHDFです（➡ p.34）．

◎ **透析液ポンプ流量は素直に拡散原理**です．

拡散原理500mL/h ⇒小クリアランス500 mL/h弱

◎ **ろ過原理＝ヘモフィルターから無理やり抜いた量**です．

ろ過原理＝ろ液ポンプ流量－透析液ポンプ流量＝300 mL/h

⇒小中クリアランス300mL/h弱

トータルパフォーマンス

小クリアランス　500 mL/h弱＋300 mL/h＝800 mL/h弱

中クリアランス　300 mL/h

水分バランス

ヘモフィルターに500 mL/h入れた後，800 mL/h抜くのでバランスは－300 mL/hです．

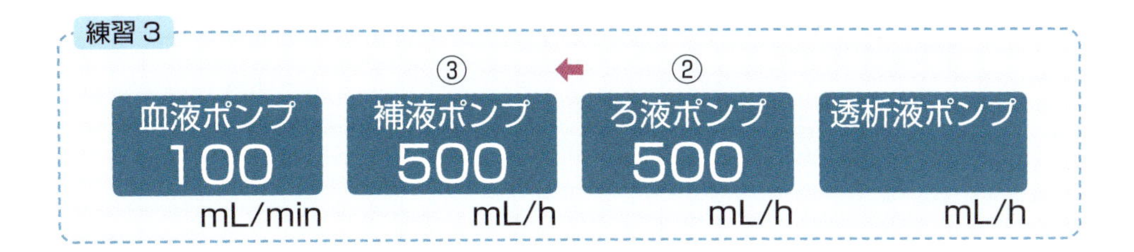

② ヘモフィルターからろ液 500 mL/h を排出
③ ヘモフィルターの下流から 500 mL/h 補充

ろ液を抜いたあと補液を行っているので，CHF です．

◎ ろ過原理＝ヘモフィルターから無理やり抜いた量です．

ろ過原理＝ろ液ポンプ流量－透析液ポンプ流量＝500 mL/h

⇒小中クリアランス 500 mL/h

トータルパフォーマンス

小クリアランス　500 mL/h

中クリアランス　500 mL/h

水分バランス

ヘモフィルターから 500 mL/h 排出した後，500 mL/h 補充するので水分バランスは中立です．

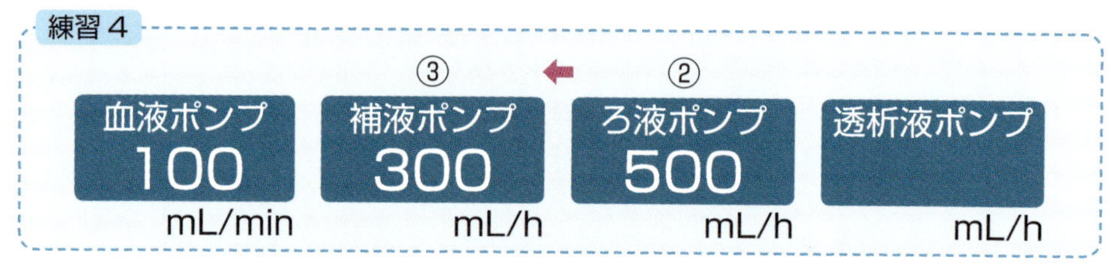

② ヘモフィルターからろ液 500 mL/h を排出
③ ヘモフィルターの下流から 300 mL/h 補充

ろ液を抜いたあと下流で補液を行っているので，CHF です．

◎ ろ過原理＝ヘモフィルターから無理やり抜いた量です．

ろ過原理＝ろ液ポンプ流量－透析液ポンプ流量＝500 mL/h

⇒小中クリアランス 500 mL/h

トータルパフォーマンス

小クリアランス　500 mL/h

中クリアランス　500 mL/h

水分バランス

ヘモフィルターから 500 mL/h 排出した後，300 mL/h 補充するのでバランスは－200 mL/h です．

練習5

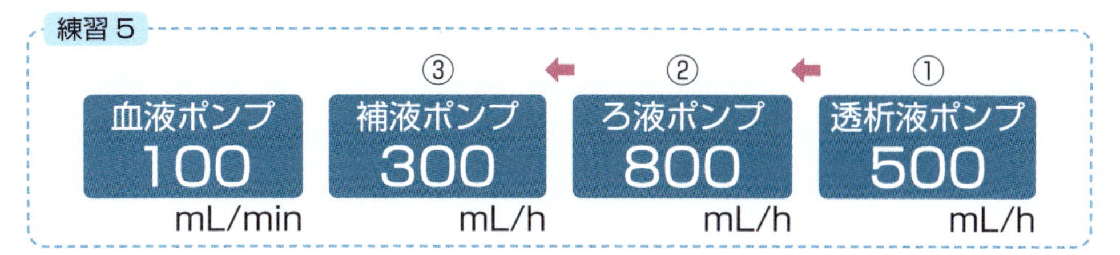

① ヘモフィルターに透析液を 500 mL/h 注入

② ヘモフィルターからろ液 800 mL/h を排出

③ ヘモフィルターの下流から 300 mL/h 補充

透析液をヘモフィルターに注入した後，それより多くろ液を抜き，下流で補液を行っているので，CHDF です．

◎ **透析液ポンプ流量は素直に拡散原理**です．

拡散原理 500 mL/h ⇒小クリアランス 500 mL/h 弱

◎ **ろ過原理＝ヘモフィルターから無理やり抜いた量**です．

ろ過原理＝ろ液ポンプ流量－透析液ポンプ流量＝300 mL/h

⇒小中クリアランス 300 mL/h

トータルパフォーマンス

小クリアランス　500 mL/h 弱＋300 mL/h＝800 mL/h 弱

中クリアランス　300 mL/h

水分バランス

ヘモフィルターに透析液ポンプで水を入れ，それより多い量をろ液ポンプで抜き，それでは脱水になるので，ヘモフィルターの後ろにある補液ポンプで補うのが CHDF です．

回路に水分を入れるのが，透析液ポンプ（500 mL/h）・補液ポンプ（300 mL/h）です．

回路から水分を抜くのが，ろ液ポンプ（800 mL/h）です．

回路へ入った量 800 mL/h＝回路から出る量 800 mL/h　であるので，水分バランスは中立です．

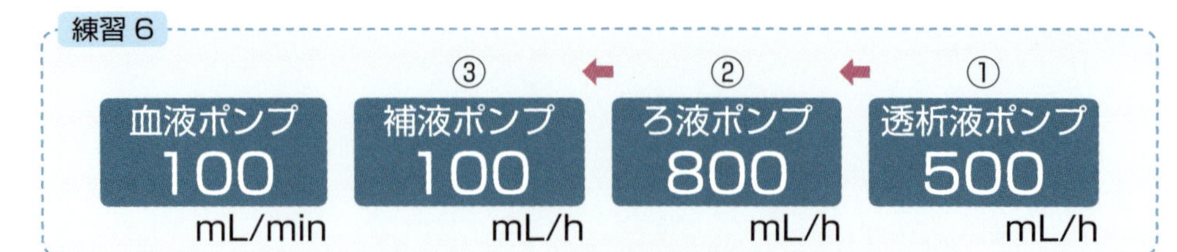

① ヘモフィルターに透析液を 500 mL/h 注入

② ヘモフィルターから，ろ液 800 mL/h を排出

③ ヘモフィルターの下流から 100 mL/h 補充

透析液をヘモフィルターに注入した後，それより多くろ液を抜き，下流で補液を行っているので，CHDF です．

◎ **透析液ポンプ流量は素直に拡散原理**です．

拡散原理 500 mL/h ⇒小クリアランス 500 mL/h 弱

◎ **ろ過原理＝ヘモフィルターから無理やり抜いた量**です．

ろ過原理＝ろ液ポンプ流量－透析液ポンプ流量＝300 mL/h

⇒小中クリアランス 300 mL/h

トータル

小クリアランス　500 mL/h 弱＋300 mL/h＝800 mL/h 弱

中クリアランス　300 mL/h

水分バランス

回路に水分を入れるのが，透析液ポンプ（500 mL/h），補液ポンプ（100 mL/h）です．

回路から水分を抜くのが，ろ液ポンプ（800 mL/h）です．

回路へ入った量 600 mL/h，回路から出る量 800 mL/h であるので，水分バランスは－200 mL/h です．

CRRT 圧解釈

冒頭からいきなりですが，CRRT の厳密な圧解釈は難しいです．CRRT の圧を詳しく扱った解説書はほとんどありません．また，難しい解釈にこだわりすぎても，あまり臨床に役立ちません．本 Chapter にお

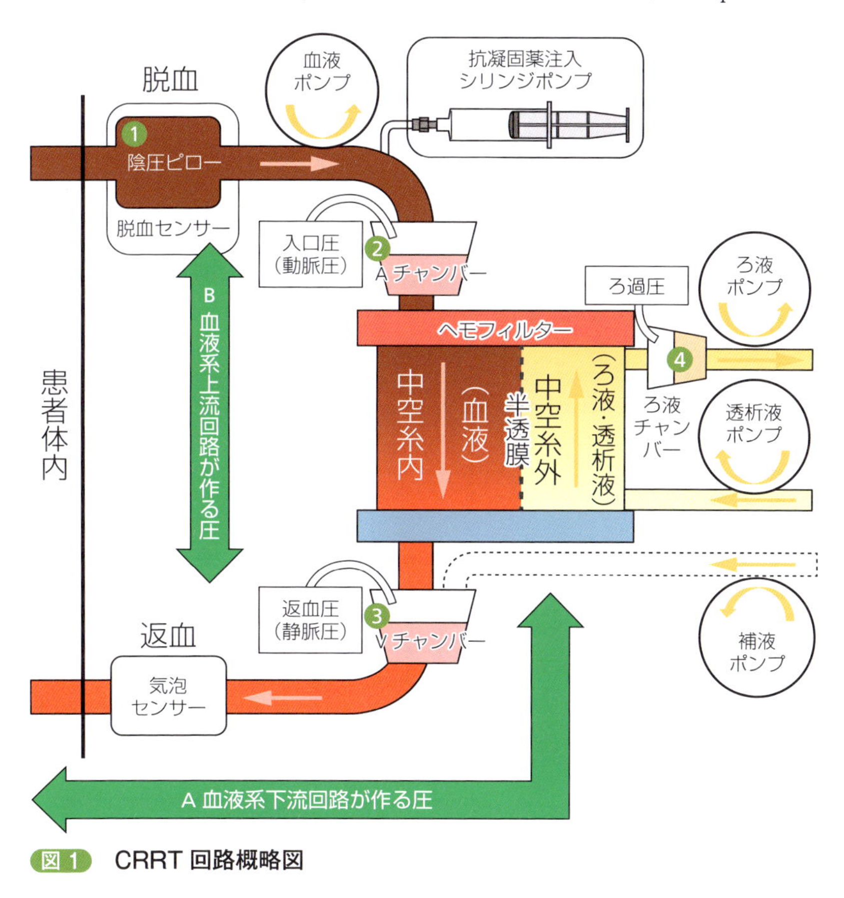

図1 CRRT 回路概略図

いては，なぜ CRRT 圧解釈が難しいのか，難しいことを理解した上で，おおざっぱに圧解釈できるようになることを目指します．

まずは CRRT 回路の概略図を再掲します 図 1 ．

CRRT で測定される圧と計算表示される圧

圧を測る場所は，血液系において 3 カ所，液系において 1 カ所あります．そして，計算値としての TMP があります．

血液系

上流から下流にむけて整理します 図 1 ．

❶ **血液ポンプ圧**（脱血圧）

このゾーンは血液系で唯一の陰圧ゾーンです（➡ p.60）．エアフリーチャンバーを使用する機種においては脱血圧を測定できます．陰圧ピローを使用する機種においては，圧測定はできず極度な陰圧によってピローが“ぺちゃんこ”になるとアラームが作動し CRRT 機器が停止します．

❷ **入口圧**（動脈圧）

ヘモフィルター血液系の上流圧です．

❸ **返血圧**（静脈圧）

ヘモフィルター血液系の下流圧です．

液系

❹ **ろ過圧**

ろ液ポンプより上流に位置する圧です．筆者はこの名称に非常に問題があると思っています．あたかも「ろ過に使用する圧」のように思えるからです．単に，ろ液ポンプより少し上流に位置するのでこの名称であるにすぎません．中空糸外圧と呼ぶべきものです．後ほど，説明します．

TMP（transmembrane pressure：膜間圧力差）

$$\mathrm{TMP}=\frac{\text{入口圧}+\text{返血圧}}{2}-\text{ろ過圧}$$

と定義され，計算されたものが表示されます．

「TMP の上昇は半透膜の劣化を意味する」と書きたいところなのです

が，それほど単純でないところが難しいです．後ほど，説明します．

CRRT 回路の構成を考えるとき，血液系と液系を明確に分けなければなりませんでした．

同様に，**CRRT 圧解釈においても血液系と液系を明確に分けなければなりません．血液系と液系は半透膜で交流があるものの，全く異なった仕組みで圧形成している**からです．

血液系回路の圧形成

① 血液系回路圧は流量×抵抗によって形成される

血圧＝心拍出量×血管抵抗ですよね．

CRRT においても同様です．

CRRT 血液系回路圧は

回路圧＝ポンプ流量×回路抵抗です．人間の心拍出量は血管抵抗を含めた様々な要素によりアップダウンしますが，CRRT における血液ポンプ流量は，脱血が良好であれば一定であるので，回路抵抗が血液系回路圧を決めることになります．厳密な話をすると液体の粘度も関係します．粘度が高いことは流れるための抵抗が高まることを意味し，圧上昇につながります．

血液系回路を思い出してください．脱血回路・送血回路自体が相当な距離があります．そして血液浄化のエンジンであるヘモフィルターを通らなければなりませんが，わずか内径 200 μm（0.2 mm）の中空糸を 10000 本も束ねたものです．そこに血液を押し込むのですから，非常に抵抗が大きいことは想像に難くありません．

圧について 2 つの見方があります．

- 血液ポンプが作る強大な圧が回路という抵抗を通過する間に失われていく．圧力損失という言葉が使われます．圧力損失が最も大きいのはヘモフィルターです 図 2a ．
- 通過する部分それぞれが圧をもちそれら積み重ねが全体の圧という見方もできます 図 2b ．

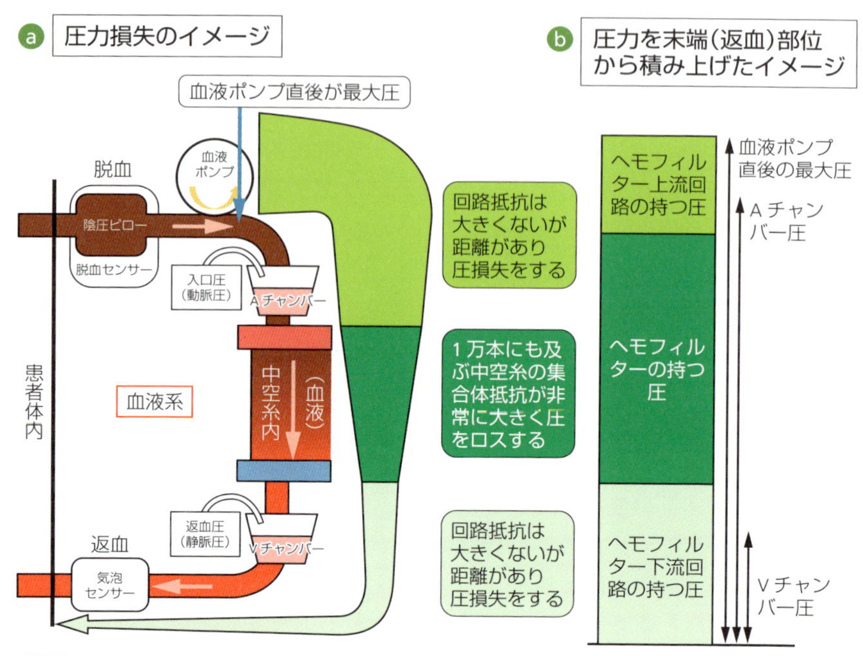

図2 CRRT 血液系回路の２つの圧イメージ

② 下流の圧は下流だけで考えればよいが，上流の圧は下流と上流の両方を考えなければならない

一階建ての家は，当然その高さが一階あたりの高さです 図3a．二階建ての家においてはいろいろな可能性があります．一階＝二階である可能性 図3b，二階が大きい可能性 図3c，一階が大きい可能性 図3d，一階・二階の両方が大きい可能性 図3e があります．

CRRT 回路においても同様です．

CRRT 血液系において下流圧をＶチャンバーで測定します．下流圧が増大するときは素直に下流の抵抗増大＝下流のトラブルです（図1A の範囲）．下流とはＶチャンバー～血液浄化用カテーテル末端までです．

入口圧は上流圧です．上流圧＝Ⓐ血液系下流回路がつくる圧＋Ⓑ血液系上流回路がつくる圧です．上流圧が増大するとき，下流のトラブルまたは上流のトラブルまたは両方を考えなければなりません．上流とはＡチャンバー～Ｖチャンバー手前までを意味します（図1B の範囲）．

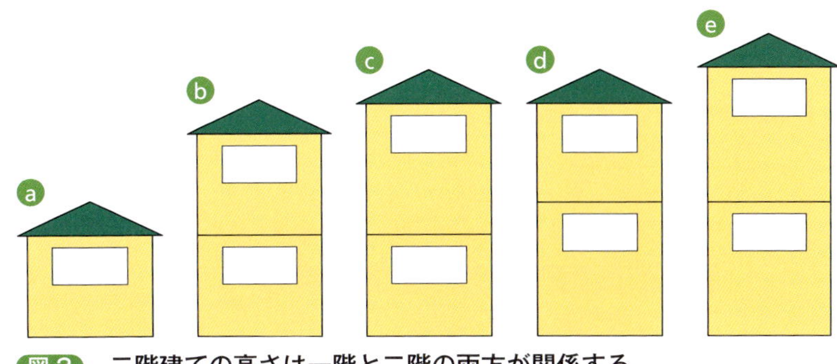

図3 二階建ての高さは一階と二階の両方が関係する

上流圧と下流圧を圧分析することにより，上流・下流・両方のどのトラブルかわかります表．

表 血液系回路圧上昇時の解釈

A 圧	V 圧	上流回路成分（A 圧−V 圧）	下流回路成分（V 圧）	判 定
正常	正常	→	→	トラブルなし
上昇	正常	↑	→	上流回路の閉塞
上昇	上昇	→	↑	下流回路の閉塞
上昇	上昇	↑	↑	上下流回路の閉塞

A 圧：A チャンバー圧，V 圧：V チャンバー圧

血液系回路に圧測定部位が 3 個（または陰圧ピロー＋圧センサー 2 個）あるのに対して，液系回路には圧測定部位が 1 個しかありません．サラサラの液体が流れる中空糸外スペースがトラブルを起こすことはほとんどありません．トラブルを起こすのは中空糸内，半透膜の膜孔，ヘモフィルターのヘッダー，脱血管，送血管など血液が通る部分（血液系➡ p.58）に集中します．トラブルを起こすのは圧倒的に血液系回路であることが多く，血液系を重点的に監視しているのです．

液系回路の圧形成と TMP の考え方

中空糸外スペース（液系）の圧形成を考える

まずは液系圧理解のための前振りです．

① 半透膜越しに圧はそのまま伝わる

閉鎖空間内の圧は同じです 図4．

プールを網で仕切ったからといって，圧差が生じるとは考えないですよね．半透膜で仕切っても同じです 図5．半透膜はそれほど優秀なのです．

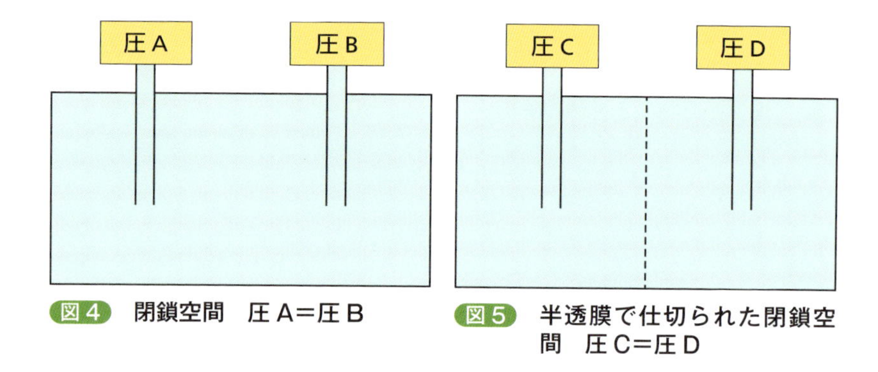

図4 閉鎖空間 圧 A＝圧 B

図5 半透膜で仕切られた閉鎖空間 圧 C＝圧 D

② 中空糸外スペースは自由だ !!

ヘモフィルター内において，血液と透析液（またはろ液）のどちらが自由でしょうか？

ヘモフィルターの断面を簡略化しました 図6a．中空糸内を血液が通り，中空糸の間（中空糸外スペース：青色部分）を透析液あるいはろ液が通ります．

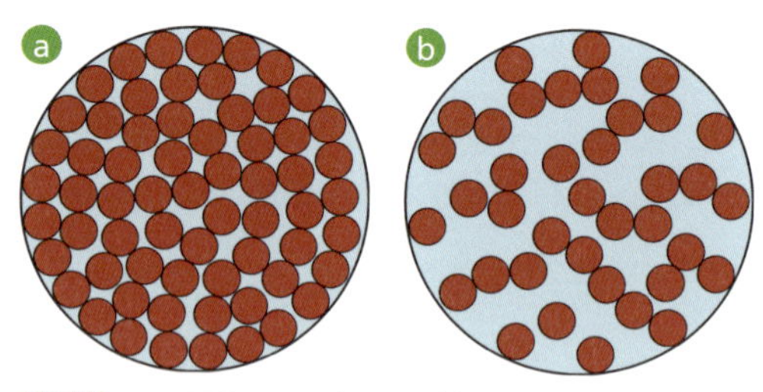

図6 ヘモフィルターの断面のイメージ

ⓐ 10000 本近い中空糸が実際には収納される．

ⓑ 中空糸を減らすと，中空糸外スペースがつながり自由度が高いことをイメージしやすい

一見，中空糸外スペースも窮屈そうにみえます．イメージしやすくするために，中空糸を間引いてみましょう 図6b ．中空糸内（ 図6 赤色）は当然，一本ずつ独立しているのに対して，中空糸外スペース（ 図6 青色）は全てつながっており非常に自由度が高いことがわかります．イケイケなのです．中空糸内は一本一本が独立しそれが 10000 本もある集合体であるのに対して，**中空糸外は 1 つの大きなスペース**なのです．

③ ろ過圧＝中空糸外圧である

中空糸内径はわずか 200 μm（0.2 mm）でありそこを赤血球や血小板などを含む粘度が高い血液が流れます．

中空糸外スペースは自由度が高いスペースであることに加えて，血液に比べて圧倒的に粘性が低い透析液またはろ液が流れます．

ヘモフィルター液系部分をとりだして考えてみましょう 図7 ．

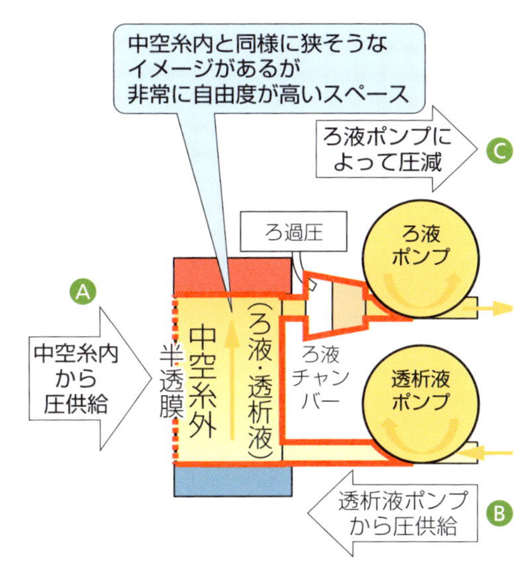

図7 中空糸外スペースの圧形成
赤線枠内を 1 つの比較的自由度の高い空間とみることができる

ろ過圧といえば，ろ液ポンプがつくる圧というイメージがあります．名前はもちろんのこと，すぐ近くにろ液ポンプがあることからそう思われやすいです.

本 Chapter 冒頭で説明しましたが血液系においては

回路圧＝ポンプ流量×回路抵抗です.

抵抗があるからこそ圧形成ができるのです.

中空糸は一本一本が言わば独立事業者であり非常に内腔が狭いため，血液を流したとき中空糸の先端から末端にむけて圧勾配が形成されます．狭いからこそ圧勾配ができます.

それに比して中空糸外スペースは1つの空間であり格段に自由です．中空糸内腔に比して，はるかに広大なスペースであり抵抗が少なく圧勾配はほぼ形成されません．よって，図7 の赤枠内は同一空間とみなすことができ，下流で測定した“ろ過圧”をこの空間全体の圧とみなすことができます．ろ過圧というより中空糸外圧と呼ぶべきでしょう.

維持透析（HD）回路において，CRRT と同じ部位で液系の圧測定をしますが，ろ過圧と呼ばず“液圧”“透析液圧”などと呼びます．このネーミングは，中空糸外圧であることをよく反映していますよね.

ヘモフィルター内半透膜越しの圧の伝達

「血液系 ⇒ 液系はイケイケで伝わる」
「液系 ⇒ 血液系は考えなくてよい」

血液浄化の仕組みを理解するために 図1 のような簡略図が説明に用いられます．血液系と液系があたかも「対等」のように思えます.

実際には，中空糸を 10000 本も束ねたのが血液系であり中空糸を構成する半透膜の表面積は製品によりますが 3000〜21000 cm² にも及びます．中空糸外スペースは小さなスペースの集合体のようにみえますがつながっており 1 つのスペースです 図6.

中空糸内⇒中空糸外の圧伝達　血液ポンプが作った中空糸内の大きな圧は，10000 本に及ぶ中空糸それぞれが圧を伝えるため，中空糸外へしっかり圧供給されます．言わば攻撃チームがたくさんあるのです（図8 ➡）.

中空糸外⇒中空糸内の圧伝達　例として，透析ポンプ流量 500 mL/h，ろ液ポンプ流量 800 mL/h 設定をすると「中空糸外スペースから 300 mL/h 無理矢理除去する」こととなります．これがろ過パワーであり，半透膜越しの圧がイケイケであるのなら，このろ過パワーも中空糸内へ伝わりそうに思えます．ろ過パワーが伝わる面積は 3000〜21000 cm² もあります．圧が分散されます．言わば，1 つしか体はないのに（中空糸外スペースは 1 つのスペース），多人数の敵を相手

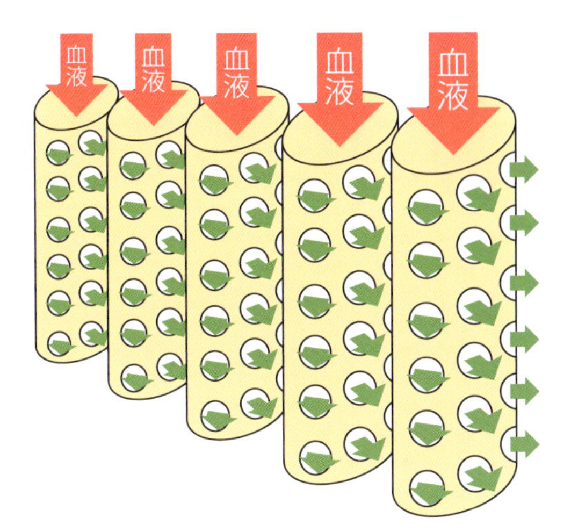

図8 中空糸外スペースの立場からみた中空糸からうける圧攻撃のイメージ

➡：圧．10000 本にも及ぶ中空糸の無数の膜孔から圧が中空糸外にもれてくる

にするようなものなのです．実際ろ過流量を相当上げても，中空糸内の圧はわずかに下がるのみです．

④ 中空糸外スペースの圧形成と TMP を考える

中空糸外スペースが周囲からもらう圧あるいは失う圧について考えてみましょう 図7．

Ⓐ 中空糸内から大きな圧が供給されます．もともとは 10000 本もの中空糸に血液を無理矢理流すために血液ポンプがつくる非常に大きな圧です．

Ⓑ 透析液ポンプは透析液を中空糸外スペースに流します．中空糸外スペースに圧も供給します．

Ⓒ ろ過ポンプは透析液やろ液を回路外に排出する役割です．中空糸外スペースから圧を奪います．

中空糸外圧（ろ過圧）と TMP について，本書で扱ってきた設定例を用いて考えてみましょう．中空糸は細いからこそ内部に圧が形成されます．中空糸外は自由度が高く，周囲から圧をもらうことで圧形成されます．それをイメージした図としました図9.

設定 1 CHD 血液ポンプ流量 100 mL/m 透析液ポンプ流量 500 mL/h ろ液ポンプ流量 500 mL/h 図9

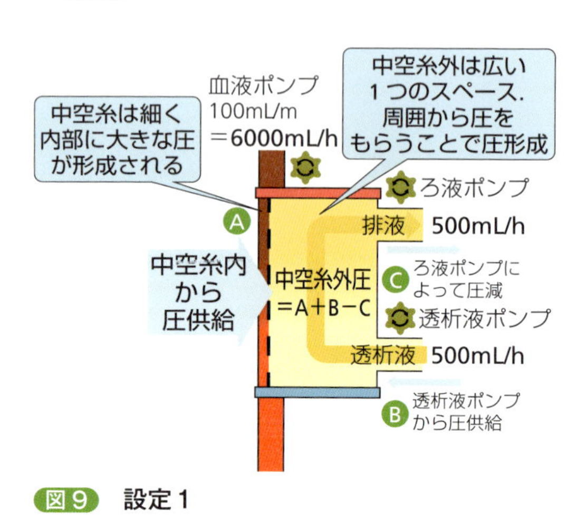

図9 **設定 1**

- Ⓐ 中空糸内からの圧供給（血液ポンプからの圧供給）

6000 mL/h もの血液（粘度大）が非常に細い（抵抗が大きい）中空糸内を通ります．中空糸内に大きな圧が形成されます．半透膜はイケイケなので，その圧がそのまま中空糸外に伝わります．

- Ⓑ 透析液ポンプによる圧供給

わずか 500 mL/h の透析液（粘度極小）が比較的大きい中空糸外空間を通過します．大した圧は形成されません．

- Ⓒ ろ液ポンプによる圧減

通るのは汚れた透析液（排液）ですが，さらさらであることに変わりはなくⒷと同様に大した圧は形成されません．

- 中空糸外圧＝Ⓐ＋Ⓑ−Ⓒ

Ⓑによる圧供給とⒸによる圧減は大したことがないことに加えて，Ⓑ＝Ⓒであることから設定 1 における中空糸外圧＝Ⓐです．「ろ過圧」と表示されていながら，中空糸外圧は中空糸内圧と等しかったのです．

- TMP

細く 10000 本にも及ぶ中空糸内圧を実測することはできません．また中空糸内の圧は上流が高く下流が低く一定ではありません．ヘモフィルターの前後圧の平均（$\frac{\text{入口圧}+\text{返血圧}}{2}$）を計測し，中空糸内の平均圧とみなします 図10．

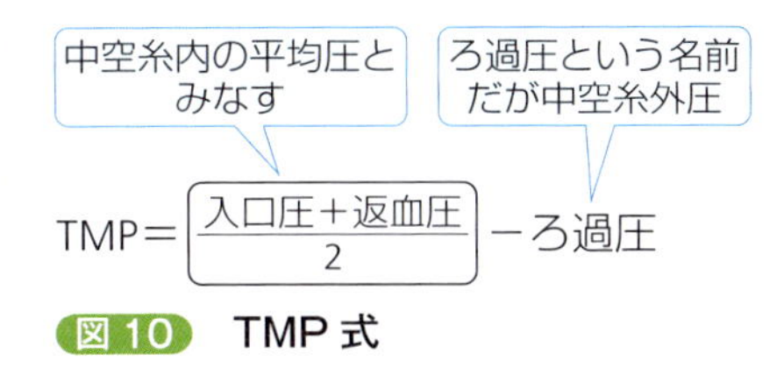

図10 **TMP 式**

設定 1 において中空糸内圧＝中空糸外圧であるので，理論的には TMP＝0 mmHg です．実測値は 20 mmHg 程度となります．設定 1 の TMP の実測値がゼロとならないことも TMP をわかりづらくしていると筆者は感じます．TMP の式において，中空糸内には圧勾配があり，上流と下流の平均をとることで考慮されています．中空糸外にも中空糸内より小さいものの圧勾配があり，ろ過ポンプで測定する部分は液系の下流です．また，血液系は上から下へ流すのに対して，液系は下から上に流します（対向流，⇒ p.11）．重力にさからっておりその過程で若干圧を失います．透析液ポンプ直後に圧測定地点をつくり

$$\mathrm{TMP}=\frac{\text{入口圧}+\text{返血圧}}{2}-\frac{\text{液系上流圧}+\text{液系下流圧（ろ過圧）}}{2}$$

とすれば TMP はほぼゼロとなるはずです．実際にはポンプを増やすとコストアップすること，液系のトラブルは非常に少ないことから，下流のみで測定しています．

液系がトラブルを起こす可能性は非常に少ないです（➡ p.75）．ろ過圧は液系トラブルの監視目的ではなく，TMP を算出するために測定しているといっても過言ではありません．実際，旭化成メディカル社 CRRT 機器 ACHΣの標準画面に表示されるのは，脱血圧，入口圧，静脈圧，TMP であり，ろ過圧表示はありません（ろ過圧をみることは可能です）．

設定1のろ液ポンプ流量を800 mL/hに増やした設定6を考えてみましょう.

設定6 CHD 血液ポンプ流量 100 mL/m 透析液ポンプ流量 500 mL/h ろ液ポンプ流量 800 mL/h 図11

- Ⓐ中空糸内からの圧供給（血液ポンプからの圧供給）
  設定1と同じです.
- Ⓑ透析液ポンプによる圧供給
  設定1と同じです.
- Ⓒろ液ポンプによる圧減

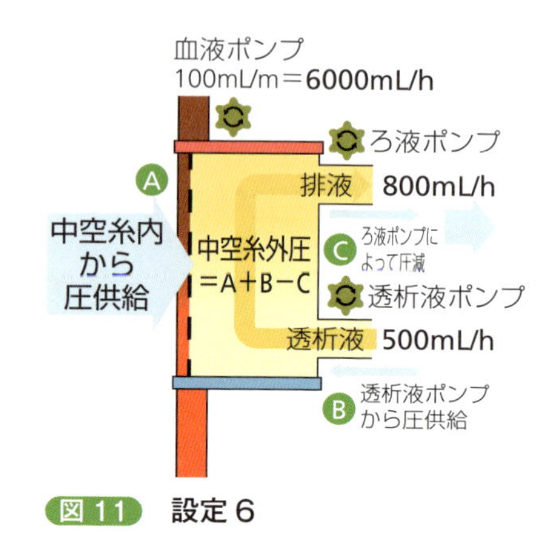

図11 設定6

設定1においては，透析液ポンプが流しこんだ500 mL/hを同量回収することが，ろ液ポンプの仕事でした．ろ液ポンプにとってイージーな仕事であり，中空糸外スペースに余裕があることと併せて圧もほぼ形成されませんでした.

設定6においては，ろ液流量300 mL/h（ろ液ポンプ流量－透析液ポンプ流量）であり，300 mL /h無理矢理引かなければなりません．CRRT機器の強力な可変ポンプは，液体が流れづらくても設定流速で流すためにパワーアップし対応します．500 mL/hのとき，ろ液ポンプはほとんどパワーを使っていなかったのですが，はるかに大きな力で追加の300 mL/hを"無理矢理"ひっぱります．よってⒸろ液ポンプによる圧減は増加します．中空糸外圧＝Ⓐ＋Ⓑ－Ⓒは減少します．中空糸内圧（$\frac{入口圧+返血圧}{2}$）に変化はないので，TMPは増加します.

このように

ろ液流量（ろ液ポンプ流量－透析液ポンプ流量）を増加させるとTMPは上昇します.

TMPはtransmembrane pressureの略であり，膜間圧力差と訳されます．「本来イケイケである半透膜越しに圧力差はないはず⇒圧力差に応じて膜が劣化している」指標として理解されます．そのような理解が正解

JCOPY 498-06698

であり正解でないことについてこれから解説します．

設定 1 の血液流量を 150 mL/h に増やした状況を考えましょう．

設定 1＋血液流量を 150 mL/m に増加 CHD 血液ポンプ流量 150 mL/m 透析液ポンプ流量 500 mL/h ろ液ポンプ流量 500 mL/h 図 12

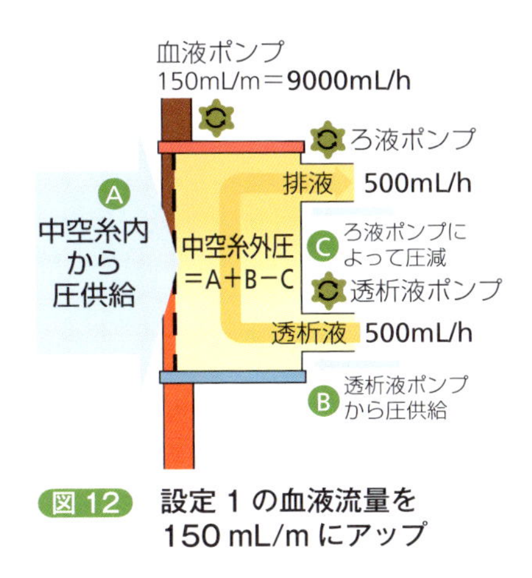

図 12 **設定 1 の血液流量を 150 mL/m にアップ**

血液流量が増えると血液系回路全体の圧が高まります．入口圧も返血圧も上昇します．

「ろ液ポンプ流量を変更していないので，ろ過圧はそのままです．

よって

$$\text{TMP}=\frac{\text{入口圧}\uparrow+\text{返血圧}\uparrow}{2}-\text{ろ過圧}\rightarrow$$

であり，TMP が上昇する・・」と考えがちです．

TMP は上昇しません !!

「ろ液ポンプ流量を変更していないので，ろ過圧はそのままです」がマチガイです．ろ過圧はあくまで中空糸外圧を測定します．そして半透膜がイケイケであるとき，中空糸内からそのまま圧をもらいます．

よって設定 1 と同じく TMP＝0 mmHg です（実測値は 20 mmHg 程度）．

TMP は非常に難しいです．「ろ過圧」を「ろ液ポンプの圧」ととるクセを捨てないと，永遠に理解できません．しつこくなりますが「ろ過圧」

は中空糸外圧なのであり，膜孔が健康であれば中空糸内圧を反映します．

設定 1 において，下流回路に血栓が詰まった状況を考えてみましょう．

設定 1＋下流回路閉塞 CHD 血液ポンプ流量 100 mL/m 透析液ポンプ流量 500 mL/h ろ液ポンプ流量 500 mL/h 図 13

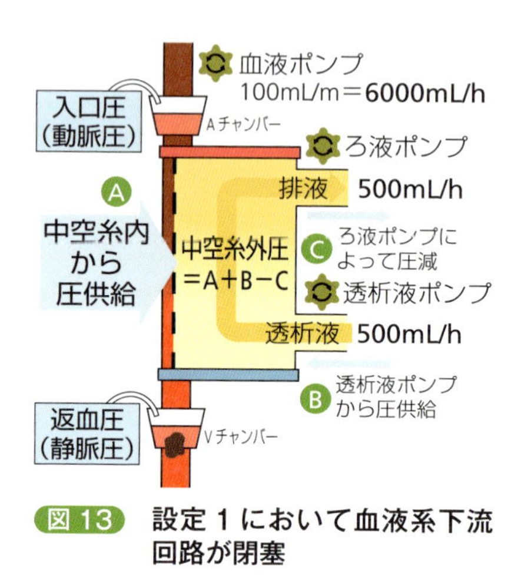

図 13 **設定 1 において血液系下流回路が閉塞**

返血圧は当然上昇します．それによって入口圧も上昇します．一階部分が高くなれば，二階部分は高くなくても二階建ては高くなりましたよね（➡ p.74）．

$$\mathrm{TMP}=\frac{\text{入口圧}\uparrow+\text{返血圧}\uparrow}{2}-\text{ろ過圧}\rightarrow$$

となり TMP ↑となると考えがちです．

このモデルにおいて膜孔は健康です．

確かに $\frac{\text{入口圧}+\text{返血圧}}{2}$ は上昇しているのですが，その圧はそのまま中空糸外スペースに伝わります．中空糸外圧（ろ過圧）も上昇します．

$$\mathrm{TMP}=\frac{\text{入口圧}\uparrow+\text{返血圧}\uparrow}{2}-\text{ろ過圧}\uparrow$$

となります．よって TMP は上昇しません．

設定 1 において，半透膜孔の多くに血栓が詰まった状況を考えてみましょう．

設定 1＋半透膜孔閉塞 CHD 血液ポンプ流量 100 mL/m 透析液ポンプ流量 500 mL/h ろ液ポンプ流量 500 mL/h 図 14

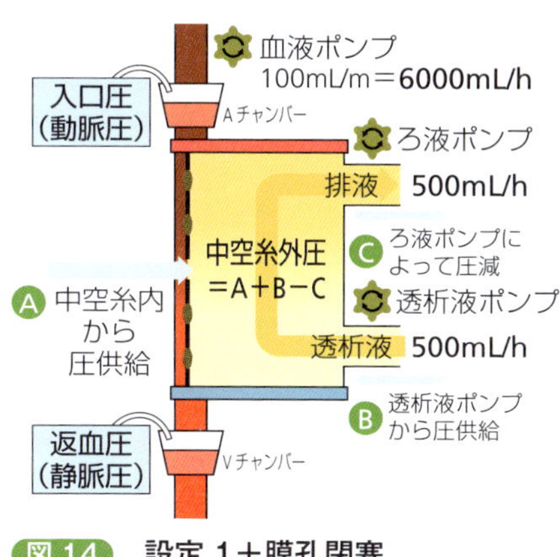

図 14 設定 1＋膜孔閉塞

入口圧・返血圧にほぼ変化はほぼありません．

よって $\frac{\text{入口圧}+\text{返血圧}}{2}$ に変化はありません．

膜孔が保たれていれば中空糸内の圧はそのまま中空糸外に伝わります．しかし膜孔が閉塞していると圧がうまく中空糸外に伝わりません．圧供給Ⓐが大幅に減ります．よって中空糸外圧（ろ過圧）は下がります．

$$\text{TMP}=\frac{\text{入口圧}+\text{返血圧}}{2}-\text{ろ過圧}\downarrow$$

であり，TMP は上昇します．

この設定が，半透膜が劣化すると TMP が上昇する状況です．

設定 1＋下流回路閉塞 図 13 と設定 1＋半透膜孔閉塞 図 14 を合わせた設定 を考えてみましょう．下流回路と多くの膜孔の両方が血栓によって詰まった状況です．

設定 1＋下流回路閉塞＋半透膜孔閉塞　CHD 血液ポンプ流量 100 mL/m 透析液ポンプ流量 500 mL/h ろ液ポンプ流量 500 mL/h 図 15

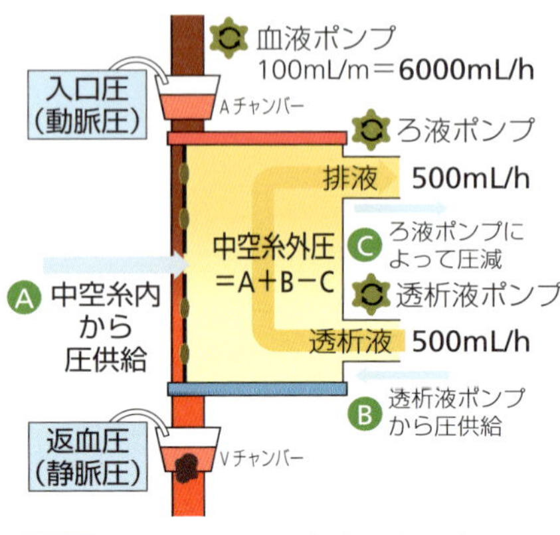

図 15　設定 1＋血液系下流閉塞＋膜孔閉塞

設定 1＋下流回路閉塞と同様に入口圧・返血圧の両方が上がります．

よって $\frac{\text{入口圧}+\text{返血圧}}{2}$ は上昇します．

膜孔が健康であればその圧がそのまま中空糸外へ伝わります（設定 1＋下流回路閉塞 図 13）．

しかし，本設定においては膜孔の多くが閉塞しているため圧がうまく中空糸外に伝わりません．圧供給が大幅に減ります．よって中空糸外圧（ろ過圧）は下がります．

$$\mathrm{TMP}=\frac{\text{入口圧}\uparrow+\text{返血圧}\uparrow}{2}-\text{ろ過圧}\downarrow$$

であり，TMP は設定 1＋半透膜孔閉塞 図 14 よりさらに上昇します．

設定 1 において，上流回路に血栓が詰まった状況を考えてみましょう．

設定 1＋上流回路閉塞 CHD 血液ポンプ流量 100 mL/m 透析液ポンプ流量 500 mL/h ろ液ポンプ流量 500 mL/h 図 16

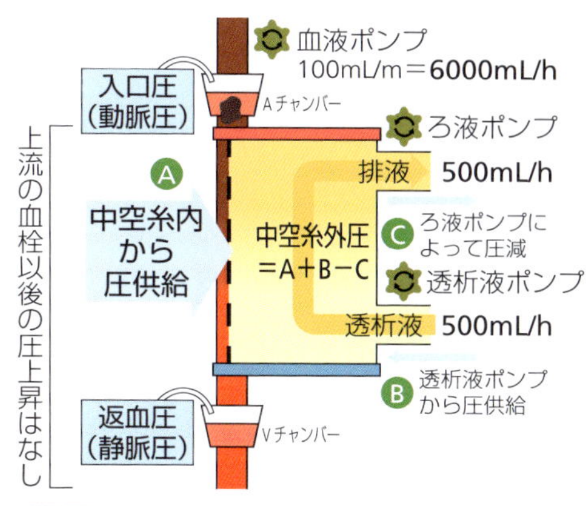

図 16 設定 1＋血液系上流閉塞

入口圧は当然上昇します．上流の閉塞部位で圧損失し，閉塞部位以後の圧上昇はありません．中空糸内圧や返血圧の上昇もありません．

リアルな普通の中空糸内圧はそのまま中空糸外に伝わります．よって中空糸外圧（ろ過圧）は設定 1 と同じです．

しかし，TMP はあくまで定義通り計算されるので

$$\mathrm{TMP} = \frac{\text{入口圧}\uparrow + \text{返血圧}\rightarrow}{2} - \text{ろ過圧}\rightarrow$$

となります．TMP は上昇します．

このように上流回路が閉塞すると，膜孔閉塞がなくても TMP は上昇します．

この状況に，膜孔閉塞を合併すると中空糸外への圧供給が減少するので

$$\mathrm{TMP} = \frac{\text{入口圧}\uparrow + \text{返血圧}\rightarrow}{2} - \text{ろ過圧}\downarrow$$

となり，TMP はさらに上昇します．

CRRT 圧表示画面の経時的デジカメ観察のすすめ

「CRRT 圧解釈は面白い」と思う読者と，「CRRT 圧解釈は難しすぎる」と思う読者に分かれるのではないでしょうか．CRRT 運転後時間が経過すると，ヘモフィルターの上流，ヘッダー，中空糸内腔，半透膜の膜孔，下流の複数部位が同時進行的に閉塞することが多くあまり厳密に解釈しても，結局回路交換をせざるをえないことが多く，厳密な解釈は必要ありません．

「CRRT 圧の正常値がわかりません」という声もよく耳にします．血液浄化関連本に書かれることは少ないです．たまに書かれている本もあるのですが，筆者的には ??? です．CRRT 圧の正常値は，運転条件と各施設で採用するヘモフィルターや回路の抵抗値できまります．血液流量が 2 倍になれば，血液系の圧である入口圧・返血圧共に 2 倍近くになります．膜孔が正常であれば，中空糸内圧はそのまま中空糸外に伝わりましたよね．ろ過圧も 2 倍近くになります．ヘモフィルター製品名が同じであっても，膜面積が違えばやはり抵抗値が全く違います．各施設で採用する回路や血液浄化用カテーテルの抵抗値も違います．一般的な CRRT 回路圧の正常値など決めようがないのです．

時間経過で CRRT 回路がどのように劣化するかを「感じる」ことは意外に難しいです．流量設定が 4 個，圧表示が TMP も含めると 4 個程度あるのが CRRT です．ヒトの記憶力ははかなく，8 個ものパラメーターの経時変化を覚えられません．流量設定を変えるときはその前後で，あるいは経時的に CRRT 表示画面をデジカメ撮影してその変化を追ってみましょう．流量設定前後でみれば，圧形成の意味が理解できるようになります．経時的にみれば，どの部位の閉塞が進んでいるのかなんとなくわかるようになります．

まずは開始直後のフレッシュな回路の圧表示画面を撮影することから始めましょう．条件変更あるいは回路の閉塞による圧の変化は，フレッシュな状態から観察すると非常にわかりやすいです．

トラブルへの対処方法

整理しましょう.

- もっとも頻度が多く血液系回路を著しく劣化させるのは脱血不良によるストップです. 血液系・膜孔が全体的に劣化し, いきなり上流圧・下流圧の両方が上昇します.
  - ⇒ 血液浄化用カテーテルにシリンジを接続し, 余裕で脱血・送血できる部位を探します. 手動でシリンジ抵抗があるのに, 抵抗の塊ヘモフィルターを有し 2m 以上の距離がある CRRT 回路に血液を流せるわけがありません. 極度の脱水があるならば補正もしなければなりません.
- 血液系下流を中心に閉塞が進む
  - ⇒ 抗凝固薬の投与量が足りない可能性があります.
- 膜孔の閉塞が主に進む
  - ⇒ 拡散原理に比して, ろ過原理は膜孔への負担が大きいです. フィルターの目がつまるのですね. ろ過原理を有するモード（CHF・CHDF）で運転しているとき, CHD への変更を考慮します. ろ液流量（ろ液ポンプ流量－透析液ポンプ流量）を減らす対処もありますが, ヘモフィルターの閉塞が続く状況において, その程度の対処では解決は難しいでしょう. 炎症性サイトカインを吸着することをうたうヘモフィルター（ヘモフィール®CH, セプザイリス®）を使用しているときは, シンプルな PS 膜（旭化成メディカル エクセルフロー®など）への変更を考慮します. ただし, 吸着原理によるサイトカイン除去は期待できなくなります（➡ p.94）.
- ヘモフィルターの閉塞が頻回であるとき, 血液流量を下げがちです. 脱血不良による閉塞であれば, 脱血不良を解決しなければなりません. 脱血が好調であり血液流量確保が順調であれば, むしろ血液流量を上げることを考慮するのがセオリーです. 泥でつまりかけのホースを想像してください. 水の勢いを強めることが重要です. ただし, この対応は
  ヘモフィルターが閉塞した
  ⇒ 「新しいヘモフィルターの開始時の血液流量を増やす」です.
  すでにヘモフィルターが閉塞しかけているときに血液流量を増加すると,

ヘモフィルター内の圧が急上昇

⇒　CRRT アラームが作動し停止

⇒　停止するたびにさらに閉塞が進みヘモフィルター完全閉塞

となります．こういった状況においては，血液流量を下げて時間を稼ぎながら，次の CRRT 回路の準備にとりかかるのがセオリーです．

- 無凝固，あるいは無凝固に近い CRRT 運転をするときも血液流量を可能な限り高く設定します．血液の勢いで詰まりづらくします．また血液流量が高いことはヘモフィルター通過時間が短くなります．「血が固まる」前に患者体内に血液が逃げ込む作戦です．

“CHDF による炎症性サイトカイン除去” には議論があることを知る

腎機能が低下した患者に持続的に行われる血液浄化を CRRT (continuous renal replacement therapy: 持続的腎代替療法) と呼びます. まさに腎臓の代わりです. それに対して重症敗血症や重症急性膵炎などに対して, 炎症性サイトカインなどの除去目的で施行するとき, 「non-renal indication としての急性期血液浄化療法」と呼びます. non-renal indication CRRT を施行するかしないかは恐ろしく施設間格差があります. 「重症といわず敗血症であればほぼ全員に CRRT を行う」施設もあれば「敗血症に対する CRRT のエビデンスはないので一切行わない」施設もあります.

筆者は血液浄化を敗血症治療のキーとする学派を血液浄化コア派, 血液浄化は補助治療にすぎないと考える学派を血液浄化おまけ派と呼んでいます. 「日本においては血液浄化コア派が優勢, 世界においてはおそらく血液浄化おまけ派が優勢であるものの血液浄化コア派も少なくない」が筆者の印象です.

以後, 血液浄化コア派と血液浄化おまけ派の両方の考えを併記します. 筆者は血液浄化おまけ派です. 血液浄化おまけ派の立場を力説するような印象を与えるかもしれません. あくまで, 血液浄化おまけ派が, 極端な血液浄化コア派と極端な血液浄化おまけ派の考えを想定し書いたことを前提に以後を読んでください.

炎症の本丸は原因臓器

血液浄化コア派 図 1

- 血管と炎症臓器はつながっており, 臓器からあふれ出た炎症性サイトカインが血液中を流れる. プールを網で仕切った状況を考えよう. 網

JCOPY 498-06698

の向こう側に汚染源があるとき，網の手前側をきれいにすることによって汚染源もきれいにできる．

- 敗血症において，原因臓器もさることながら，炎症が血液を通じて他臓器に波及し，多臓器不全となることが問題となる．血液をきれいにすることは，他臓器への炎症の波及を防ぐ可能性がある．

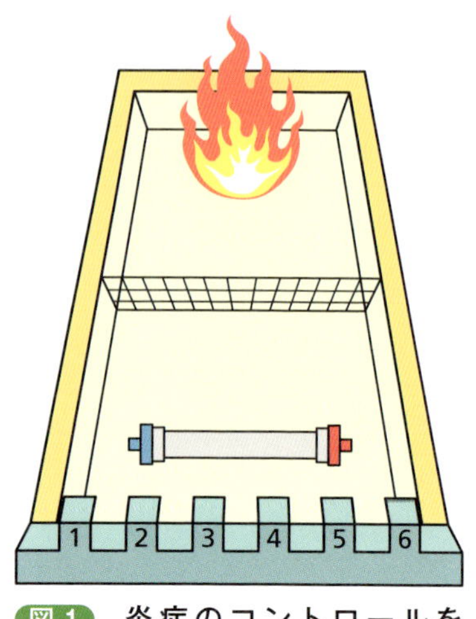

図1 炎症のコントロールをプールに例えると……

血液浄化おまけ派

かつて中毒の治療といえば血液浄化であった時代があった．血液中の中毒物質を測定するとそれなりの濃度があるので「血液を洗うことに意味がある」と考えられた．現在，ほとんどの中毒物質に対して血液浄化は適応を失った．中毒物質の大半が臓器にあり，血管内の量はごく一部に過ぎないからである（どの臓器に主に分布するかは中毒物質による）．

山の中腹で山火事が起こり汚染物質が大量に産生されたとする図2．汚染物質は川を経由して平野に流れ込む．平野部分を浄化しても山の汚染は全く改善しない．

敗血症においても同様である．例えば，重症肺炎による重症敗血症であ

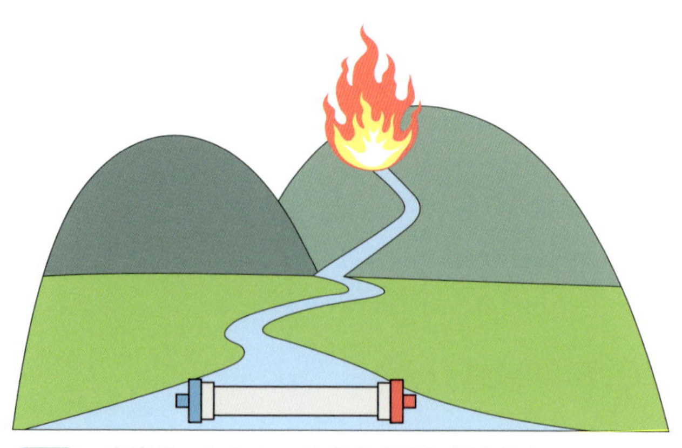
図2 炎症のコントロールを山火事に例えると……

れば，炎症の中心は肺にある．血管内の炎症性サイトカイン濃度より原因臓器内のそれははるかに高い．血管内はいわば下流であり，下流をいくら洗っても上流（原因臓器）はきれいにならない．

そもそも炎症性サイトカインを CRRT によって除去できるのか？

血液浄化コア派

CHF でろ液流量を 800 mL/h に設定すれば，膜孔径以下の物質は 800 mL/h ろ過されることを意味する．循環血液量は 5 L 程度ある．Ht 30%とすると，赤血球を除いた液体成分は 3.5 L（3500 mL）程度であり，そこから 800 mL/h ろ過される．相当量浄化できるといえる．

血液浄化おまけ派

「膜孔より小さい物質は全て均質に押し出されるのがろ過原理」というのはあくまでコンセプトである．ろ過原理によって，小分子は膜孔を容易に通過するが，膜孔に近いサイズの中分子は相当抵抗を受け効率が低下する．実際に，膜を通過する割合をふるい係数（SC: sieving coefficient）という 図3．

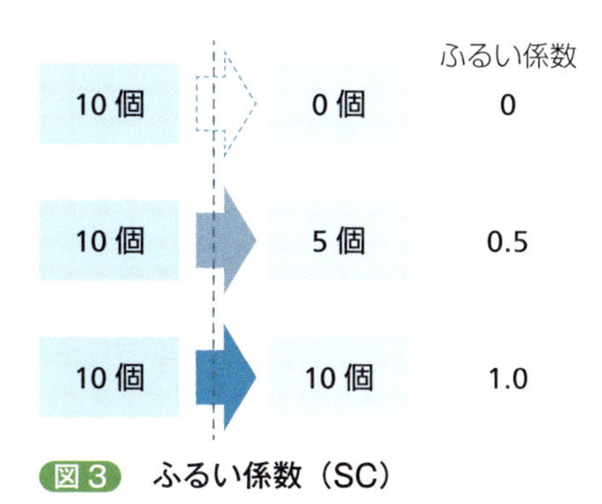

図3 ふるい係数（SC）

ふるい係数は，小分子においてはほぼ 1 であるが，中分子では相当下がる．ろ過原理によるリアルな効率は，

> **CHF・HF による小分子クリアランス≒ろ液流量**
> **CHF・HF による中分子クリアランス≒ろ液流量×ふるい係数**

となる．サイトカインではないが，β2-ミクログロブリン（慢性透析患者において蓄積し透析アミロイドーシスの原因となる物質，分子量 11800）のふるい係数は 0.2 程度との報告がある．IL-8 8400・IL-1β 17300・IL-6 20900 と炎症性サイトカインの分子量にはばらつきがあるが，ふるい係数は相当低いと考えられる．「CHF でろ液流量を 800 mL/h に設定

すれば，膜孔径以下の物質は 800 mL/h ろ過されることを意味する」とはならず，ある中分子のふるい係数を仮に 0.2 とすると「CHF でろ液流量を 800 mL/h に設定すれば，その中分子の 160 mL/h がろ過されることを意味する」となる．血液のごく一部しか洗浄できない．

吸着原理

筆者の医師人生の開始と CRRT やエンドトキシン吸着療法の本格的普及がほぼ同じであったこともあり，同時代的にそれらの発展をみてきました．売り文句もかなり変遷しました．1990 年代，サイトカインを取り除く仕組みとして吸着原理は少しは語られていたものの，主に語られたのは，ろ過原理でした．そもそも，CHF・CHDF・CHD の違いなどごく一部の医療者を除くと全く理解されておらず，「CHDF が No.1 *!!*」と大半の医療者が思っていた時代でした．ふるい係数という言葉も知られていませんでした．さすがに仕組みを理解する医療者が増えると，ろ過原理のみで炎症性サイトカイン除去を語ることが難しくなり，近年，吸着原理が重視されます．

血液浄化コア派

ヘモフィルターの膜に炎症性サイトカインが吸着されることによって除去されるという考えである．ヘモフィール® CH（東レ・メディカル）やセプザイリス®（バクスター）に使用する膜は炎症性サイトカインの吸着能力が高いことから「cytokine adsorbing hemofilter」と呼ばれる．吸着効果を上げるために，ヘモフィール® CH・セプザイリス®の膜面積が広い製品を選択すべきであろう．ヘモフィルターの寿命延長にもつながる．また吸着原理は膜孔を炎症性サイトカインが通る必要はなく膜に詰まればよいので，膜孔より大きい物質も吸着できる可能性がある．

吸着原理の欠点として，時間が経過すると膜が飽和され吸着効果が失われる可能性が指摘される．しかし，炎症性サイトカインの単位は pg/mL（ピコ＝10^{-12}）と非常に濃度が低く，飽和するのは容易ではないと考えられる．

ろ過原理による除去効率は，当然ろ液流量（ろ液ポンプ流量－透析液ポンプ流量）が規定するのに対して，吸着原理であればそれに限らず血液流量にある程度関係する可能性がある．そうであるなら，例えば血液流量

100 mL/m（6 L/h）であれば，その数分の一であったとしても相当量吸着原理によって血液浄化できることを意味する．

血液浄化おまけ派

家庭用水道浄水器の構造は，水道水が活性炭・イオン交換樹脂など吸着物質とフィルターを通過するスタイルが一般的である 図 4a．高級水道浄水器は血液浄化と同様に中空糸（半透膜）を使うことをウリにする 図 4b．半透膜でできた中空糸を中央で折りたたみ格納する．

高級浄水器とヘモフィルターの構造を比較してみよう 図 4bc．

高級浄水器であれば，水道水の流れの**正面に**吸着物質があり，その後全ての水道水は半透膜孔を通らざるをえない．膜孔を通る物質のろ過率は100％である．

ヘモフィルターにおける吸着を考えるとき，半透膜がフィルターと吸着物質の両方を兼ねる．吸着物質でもある半透膜は，血液の流れといわば平行にある．大きな血液流中の炎症性サイトカインが側壁の半透膜に引き寄せられて吸着されるというのは無理がある．掃除機の先端にティッシュペーパーをつければフィルターとして機能する 図 5a が，横につけてもフィルターにならない 図 5b．半透膜に炎症性サイトカインが吸着するとしても，半透膜側に引き寄せるパワーが必要であり，それこそがろ液流量である．吸着原理は，血液流量ではなくろ液流量に依存すると考えられる．ただし，吸着原理においてはふるい係数を考える必要はないので，ろ

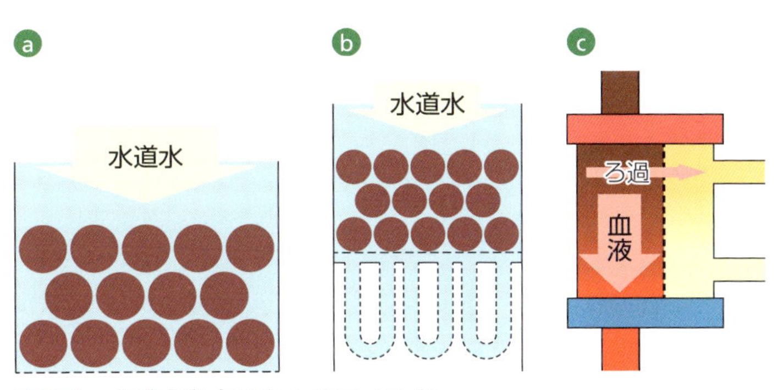

図 4　**水道水浄水器とヘモフィルター**

ⓐ 一般的な水道水浄水器の構造　●：活性炭やイオン交換樹脂などの吸着物質
ⓑ 高級水道水浄化器　半透膜でできた中空糸を通過させる
ⓒ ヘモフィルターの構造

過原理だけで考えるより効率はあがる．

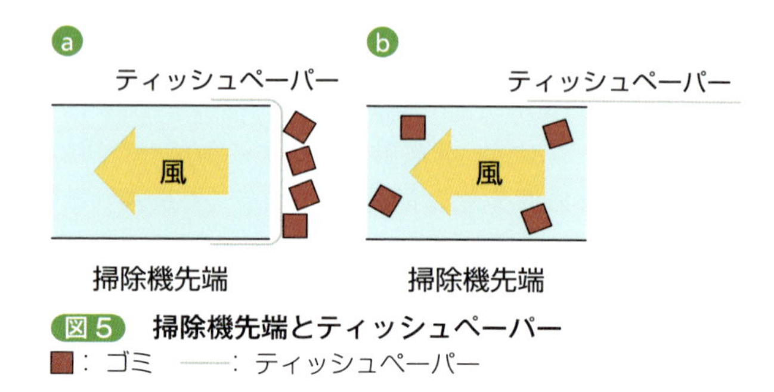

図5　掃除機先端とティッシュペーパー
■：ゴミ　――：ティッシュペーパー

CRRTによってある程度サイトカインは抜けるが血液中のサイトカイン濃度は変わらないようである

「CRRTを用いた血液浄化によってサイトカインは抜けるが血清サイトカイン濃度は変わらない」ことは，欧米の多くの「血液浄化コア派」も認めています．それを前提とした上で，議論が続いています．

敗血症患者間で血清サイトカイン値に恐ろしくばらつきがあります．多くの敗血症の臨床試験において，それを考慮せず比較試験が行われるのでCRRTのエビデンスがでないのではないか？という考えがあります．患者のサイトカイン濃度を測定し超高値を示す患者を選択し，CRRTを行えば効果があるのではないか？　という考えです．

“血液浄化おまけ派”の筆者ですが，CRRTによってある程度炎症性サイトカインは除去されると考えます．

炎症性サイトカインを除去したいというのであれば，CHFを選択し，ろ液流量を多く確保すべきです．1000 mL/hは欲しいです．また，そのようなろ液流量を達成するためには，血液流量もしっかり確保しなければなりません（➡ p.30）．膜面積が広いヘモフィルターを選択することも重要です．

除去される原理がろ過によるものか吸着によるものかはともかくとして，CRRTによって血液中のサイトカイン濃度が低下することを示すエビデンスレベルの高い研究はありません．**CRRTによってサイトカイン除去ができる≠血液中のサイトカイン濃度低下**なのです．これは，多くの**血液浄化コア派**も認めます．

血液浄化コア派

重症病態においては，莫大な炎症性サイトカインが産生されるため，全部を除去することはできないことに同意する．たとえば敗血症と診断された患者の炎症性サイトカイン IL-6 を測定すると平均値は数百 pg/mL であるがばらつきが大きく，30000 pg/mL といった超高値が観察される患者が必ず存在する．こういった peaky な高サイトカイン血症に対して，ピーク部分を削る能力が CRRT にある．炎症性サイトカインによる攻撃を少しでもおさえ，生体が恒常性（ホメオスタシス）を回復するのを促すことが大切なのである．Peak concentration hypothesis（ピーク濃度仮説）と呼ばれる．

血清サイトカイン濃度の減少はみられないかもしれないが，細胞と血液は交流があり血液からサイトカインを取り除くことは，各臓器の細胞内環境への好影響がある．図 1 のイメージである．

血液浄化おまけ派

炎症性サイトカインの半減期は 5～10 分程度といわれる．生体自体がサイトカインを処理する能力がある．サイトカインが " 自発的に " 消滅する時間ともいえるかもしれない．

おおざっぱに計算すると

生体サイトカインクリアランス

＝ 血液量 5000mL の中の物質を 5～10 分で半減させる

$$= \frac{2500\ \text{mL}}{5\sim10\ 分} = 250\sim500\ \text{mL/m} = 15\sim30\ \text{L/h}$$

となる．すごいクリアランスである．ろ液流量 1 L/h などという数字よりはるかに大きい．よって，CRRT によるサイトカイン除去は意味をもたないと考えられる．

血液浄化を究極まで追求したが……

血液浄化コア派と血液浄化おまけ派の両者の考えを併記してきました．「血液浄化が敗血症に対して有効か？」は，エビデンスレベルの高い多くの研究において否定的です．それに対して「浄化量が足りないのではないか？」という発想が当然でてきます．

そこで 2000 年代半ばからヨーロッパを中心に追及されたのが HVHF (high volume hemofiltration) です．スーパー CHF（CHDF を含む）と考えてください．HVHF の定義は，ろ液流量 50～60 mL/kg/h 以上です．体重 60 kg であれば 3～4 L/h 以上補充液を使うこととなります．日本においては保険によるしばりがあること（➡ p.30）から，800 mL/h

IVOIRE study 症例の血液流量は200～320 mL/mです．HVHFを運転するためには，莫大な量の血液流量が必要であることを示します．

程度を上限にろ液流量を設定することが多いです．全く浄化量が違います．

近年，HVHFを検証した研究が発表されます．AKI（急性腎障害）を合併した敗血症を対象としたIVOIRE study[1)]（137症例，2013年）においては，28日死亡率において統計学的有意差を示せず，著者らは「HVHFは，AKIを合併する敗血症の治療としてすすめられない」としました．2017年にHVHFのコクラン・レビュー[2)]が出されたのですが，28日死亡率評価において，IVOIRE studyとわずか全10症例の研究のみが対象となり有意な効果を示せませんでした．HVHFに関してエビデンスレベルが高い研究が非常に少なく，同レビューの結論はおきまりの「質の高いRCTが求められる」でした．

HVHFは期待された成果を発揮できていないのが現状であるといえます．

国際敗血症ガイドライン2016[3)]

腎代替療法

1. 急性腎障害を伴う敗血症に対して，持続または間欠的腎代替療法を提案する
（弱い推奨，エビデンスの質 中）．
2. 血行動態的が不安定な敗血症患者に対して，輸液バランス管理を容易とするためにCRRTを使用することを提案する
（弱い推奨，エビデンスの質 非常に低）．
3. 急性腎障害を伴う敗血症患者のクレアチニン上昇や尿量減少に対して，他に透析を必要とする明確な適応がないとき腎代替療法を使用しないことを提案する
（弱い推奨，エビデンスの質 低）．

国際敗血症ガイドライン2012[4)]において1と2はほぼ同じ表現で存在したのですが，3が新たに加わりました．安易な血液浄化に歯止めをかけたといえます．国際敗血症性ガイドラインにおいて，Non-renal indication という概念はありません．Non-renal indication に関連する論文を，“Non-renal indication”“Nonrenal indication”“Non renal indication”などのキーワードを用いて PubMed で検索してみてください．関連する論文は数編でありエビデンスレベルが高いものは皆無です．J-stage（日本語電子ジャーナルを多く収録）において同様に検索すると約 50 本あります．Non-renal indication は日本において特に好まれる概念であることがわかります．海外発の血液浄化関連論文においては，著者が血液浄化コア派であっても「敗血症に急性腎障害を合併したので CRRT を導入した」といった文章がほぼ間違いなくあります．侵襲的な治療はできる限り最小限とするのが医療の原則です．CRRT は侵襲的治療であり，急性腎障害を合併してはじめて導入を許されるという姿勢です．

そろそろこの台詞（せりふ）はやめませんか？

エピソード 1

有名講師による敗血症講演会後の質疑応答

有名救命救急センター中堅医師の演者への質問

「国際敗血症ガイドライン 2016 における敗血症性ショック初期診療が整理できました．CHDF が補助治療とされていることはわかるのですが，CHDF を開始するとスーッと血圧が上がる経験を何度もしました．実際，あのシーンをみると，CHDF を重症敗血症診療のファーストラインに入れざるをえないと感じるのです．どう思われますか？」

こういった質疑応答は今もよくみかけます．筆者も同様の経験があり，スーッと血圧が回復するのをみると感激する気持ちはよくわかります．筆者は「スーッと血圧が回復」を次のエピソードと結びつけてしまいます．

エピソード 2

挿管・人工呼吸が行われている重症疾患患者．心機能に問題はない．代謝性アシドーシスが進行し，収縮期血圧が 50 mmHg まで低下した．まもなく心停止するであろうことを家族に告げた．

父親の死を受け入れている長男

「弟が遠方に出張していて，病院に着くのにどうしても3時間はかかる．その間は絶対に持たせてほしい」．

多くの急性期病院で，こういったシーンがあるのではないでしょうか．筆者は以前，「ニューヨークから家族が帰るので1週間持たせてほしい」と要望されたことがあります．

毎回対応に苦慮しますが「○時間持たせること」にチャレンジせざるを得ないことがあります．こういったケースにおいて，筆者はメイロン作戦を実行します．可能であればあわせて，過換気とします．

エピソード2の続き

メイロン®（重炭酸ナトリウム）20〜40 mLのボーラス投与．投与直後は収縮期血圧が100 mmHgに回復し，30分ほどで血圧が低下し，重炭酸ナトリウムを追加投与し……を繰り返した．人工呼吸器は過換気設定（$PaCO_2$低設定）とした．

3時間後に駆け付けた家族に臨終に立ちあっていただけた．

アシデミア（酸血症）環境においてはカテコラミンが効かなくなり，重炭酸ナトリウムを投与しアシデミアを補正することによって血圧が回復すると解説されます．

筆者が若手医師であったころ，重炭酸ナトリウムは最もよく使う薬の1つでした．ショック⇒メイロン®使用といっても過言ではありませんでした．現在，重炭酸ナトリウムの使用は限定的，あるいはほぼなくなりました．安易に使用すると，研修医に笑われますよ．

血液ろ過用補充液（サブラッド®など，透析液としても使用）の重炭酸イオンHCO_3^-濃度は35 mEq/Lです．

死を目前にし極度の代謝性アシドーシスを呈する患者の血清HCO_3^-濃度が5 mEq/Lであるとします．そして，CHFろ液ポンプ流量1000 mL/h，補液ポンプ流量1000 mL/hを開始します．

膜孔を通る血液成分を 1000 mL/h 捨てた後，補充液 1000 mL/h を体内に入れることとなります．HCO_3^-に関しては，5 mEq/L/h 捨てた後 35 mEq/L/h 体内に入れるので，30 mEq/L/h 供給することとなります．これって……，メイロン® 30 mL/h 投与と同じです（メイロン 1 mL＝1 mEq）．CHDF や CHD であってもほぼ同じです．HCO_3^-は小分子であるので，拡散原理によって膜孔を自由に移動するからです．

筆者が考える「CHDF を開始するとスーッと血圧が上がる」の主なメカニズムは「補充液あるいは透析液から HCO_3^-が補充されるから」です．

真のエンドポイントと代替エンドポイント（Surrogate Endpoint）

エンドポイントとは評価項目です．なにを治療の評価に用いるかです．筆者が駆け出し医師であったころ，ICU に関連する臨床研究といえば人工呼吸期間・ICU 滞在日数といった項目で評価されることが多かったです．現在もそれらの評価は行われるものの，エビデンスが低いとされ，おまけ扱いです．人工呼吸期間・ICU 滞在日数のいずれもが，「その気になればいかようにも扱うことができる」からです．現在，多くの研究で最も重視されるのは生存率です．さすがに「いかようにも扱う」ことが難しいからです．「2 週間後の生存率」は以前の研究でよくみられましたが，やはり現在評価されません．現代医学をもってすれば「命を 2 週間持たせる」ことは難しくないからです．28 日生存率が最低ラインであり，より長い期間が重視される傾向があります．

早期の循環動態の回復といった指標も重視されません．たとえば，電気ショック適応がある VF・VT に対する心肺蘇生において，アドレナリンの投与タイミングは 2 回目の通電以降です．早いタイミングでアドレナリンを投与すると自己心拍再開率は有意に上がるのですが，1 カ月以後の生存率や神経予後が有意に悪化するのでこのようなルールとなりました．

真のエンドポイントと代替エンドポイントを常に区別しなければなりません．「がん治療の真のエンドポイントは生存率向上であり腫瘍サイズの縮小や腫瘍マーカーの低下は代替エンドポイント」「コレステロールを低下させる薬の真のエンドポイントは生存率の向上や心血管イベントの低下であり，コレステロール値の低下は代替エンドポイント」といった具合です．

「CHDF を開始するとスーッと血圧が上がる」は代替エンドポイントにすら該当しません．それを治療根拠とするなら，「血圧が低めの患者にアドレナリンをボーラス投与したら血圧が上がったので，アドレナリンボーラス投与は正しい」「ARDS 患者の酸素化が悪いので酸素濃度を上げたところ SpO_2 が改善したので，酸素濃度を上げたほうがよい」もありとなってしまいます．これらの対応はレスキュー治療（死が目前に迫り，とりあえず危機を回避するためのなんでもありの治療）としてなら，時としてありです．根本治療・補助治療と，レスキュー治療の区別が必要です．「CHDF を開始するとスーッと血圧が上がる」ために使用したいなら，レスキュー治療としてであることを認識しなければなりません．

non-renal indication CRRT を診療ポリシーとすることになんら反対しません．ただし，「CHDF を開始するとスーッと血圧が上がる」ことを，根本治療や補助治療の根拠として語ることは恥ずかしい時代となったのです．

筆者施設では……

血液浄化おまけ派である筆者は，CRRT を根本治療とはとらえていませんが，非常にパワーのある補助治療と考えています．積極的な水分管理を安定的にできることは，重症患者管理において大きな役割があります．

筆者施設には，集中治療に興味がある若手医師が集まります．「CRRT にエビデンスがない」と完全排除した環境で育つと，CRRT のことが全くわからない集中治療医となるのでは？ ということを危惧します．多くの施設で CRRT が日常の医療となっている今，集中治療医を名乗るのであれば，「CRRT にエビデンスがないので CRRT のことはわかりません」では，通用しないと思うのです．

筆者は，筆者施設のスタッフに「治療の優先順位を常に考え，やるべき治療を行った後，CRRT を補助治療と理解したうえで導入するのはあり」「ME にまかせきりではなく，CRRT に積極的に関わるんやで」と指導します．CRRT は経験やコツを必要とする治療です．ある程度の頻度で CRRT に接することで初めてその利点と欠点，「どのように運転すればヘモフィルター閉塞を減らせるのか？」「サイトカインを除去するというのであれば，どのように運転すべきか？」といったことが理解できるようになります．

筆者世代は，「CHDF の仕組みはよくわからないけど，敗血症に良いらしい．とりあえずやれることをなんでもやろう」といったスタンスが許されました．若手諸君がこれでは寂しいです．

「CRRT をよく知り，スマートに使いこなす」医療者になってもらいたいと願います．

1) Joannes-Boyau O, Honoré PM, Perez P, et al. High-volume versus standard-volume haemofiltration for septic shock patients with acute kidney injury (IVOIRE study): a multicentre randomized controlled trial. Intensive Care Med. 2013; 39: 1535-46.
2) Borthwick EM, Hill CJ, Rabindranath KS, et al. High-volume haemofiltration for sepsis in adults. Cochrane Database Syst Rev. 2017; 1: CD008075.
3) Rhodes A, Evans LE, Alhazzani W, et al. Surviving sepsis campaign: international guidelines for management of sepsis and septic shock: 2016. Crit Care Med. 2017; 45: 486-552.
4) Dellinger RP, Levy MM, Rhodes A, et al. Surviving sepsis campaign: international guidelines for management of severe sepsis and septic shock: 2012. Crit Care Med. 2013; 41: 580-637.

索　引

あ行

か行

さ行

た行

は行

や行

ら行

欧文

著者略歴

小尾口　邦彦（こおぐち　くにひこ）

1993 年　京都府立医科大学医学部卒業
　　　　　京都府立医科大学附属病院研修医
1994 年　京都第一赤十字病院研修医
1999 年　京都府立医科大学大学院卒業
　　　　　大津市民病院救急診療科・集中治療部
2011 年　大津市民病院救急診療科診療部長
2017 年　地方独立行政法人市立大津市民病院
　　　　　救急診療科診療部長
2019 年 2 月　市立大津市民病院救急診療科・
　　　　　　　集中治療部診療部長
2019 年 7 月　京都市立病院集中治療科部長
2022 年 7 月　京都府立医科大学麻酔科学教室・
　　　　　　　集中治療部病院講師

医学博士
日本救急医学会専門医
日本集中治療医学会専門医
日本麻酔科学会専門医・指導医
麻酔標榜医
日本集中治療医学会評議員
日本集中治療医学会機関紙編集・用語委員会委員
日本救急医学会 ICLS コース　コースディレクター
FCCS インストラクター

こういうことだったのか!! CHDF ©

発　行　2018年 3 月 1 日　1版1刷
　　　　2018年 7 月30日　1版2刷
　　　　2021年 6 月25日　1版3刷
　　　　2022年10月20日　1版4刷

著　者　小尾口(こおぐち)　邦彦(くにひこ)

発行者　株式会社　中外医学社
　　　　代表取締役　青木　滋
　　　　〒162-0805 東京都新宿区矢来町62
　　　　電　話　(03) 3268-2701(代)
　　　　振替口座　00190-1-98814番

印刷・製本/横山印刷㈱　〈KH・YK〉
ISBN978-4-498-06698-4　Printed in Japan